U0345837

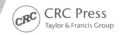
CRC Press
Taylor & Francis Group

精益管理界诺贝尔奖 ——"新乡奖"获奖作品

美系精益医疗
之支撑服务案例

［美］查理·普罗兹曼　　［美］乔治·梅泽尔　　［美］乔伊斯·克尔察尔　著　任晖　译
Charles Protzman　　George Mayzell, MD　　Joyce Kerpchar　　　　　陈莉

LEVERAGING LEAN IN ANCILLARY HOSPITAL SERVICES

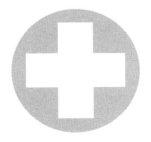

人民东方出版传媒
People's Oriental Publishing & Media
东方出版社
The Oriental Press

Leveraging Lean in Ancillary Hospital Services / by Charles Protzman；George Mayzell，MD；Joyce Kerpchar / ISBN：978-1-4822-3729-0

著作权合同登记号　图字：01-2019-2231 号

图书在版编目（CIP）数据

美系精益医疗之支撑服务案例／（美）查理·普罗兹曼，（美）乔治·梅泽尔，（美）乔伊·斯克尔察尔 著；任晖，陈莉 译.—北京：东方出版社，2019.9
（精益医疗）
书名原文：Leveraging Lean in Ancillary Hospital Services
ISBN 978-7-5207-1158-6

Ⅰ.①美…　Ⅱ.①查…　②乔…　③乔…　④任…　⑤陈…　Ⅲ.①医疗卫生服务—案例—美国　Ⅳ.①R197.1

中国版本图书馆 CIP 数据核字（2019）第 180202 号

美系精益医疗之支撑服务案例

作　　者：	［美］查理·普罗兹曼 Charles Protzman　［美］乔治·梅泽尔 George Mayzell，MD　［美］乔伊斯·克尔察尔 Joyce Kerpchar
译　　者：	任　晖　陈　莉
责任编辑：	崔雁行　高琛倩
出　　版：	东方出版社
发　　行：	人民东方出版传媒有限公司
地　　址：	北京市朝阳区西坝河北里 51 号
邮　　编：	100028
印　　刷：	北京文昌阁彩色印刷有限责任公司
版　　次：	2019 年 11 月第 1 版
印　　次：	2019 年 11 月第 1 次印刷
开　　本：	880 毫米×1230 毫米　1/32
印　　张：	4.375
字　　数：	90 千字
书　　号：	ISBN 978-7-5207-1158-6
定　　价：	88.00 元
发行电话：	(010) 85924663　85924644　85924641

版权所有，违者必究
如有印装质量问题，我社负责调换，请拨打电话：(010) 85924602　85924603

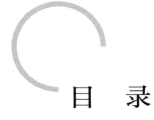

目　录

推荐序一

2001 年，受学校任命组建清华大学工业工程系，学校邀请美国工程院院士萨文迪教授担任首届系主任，我跟他共事十年。萨文迪教授提及他的博士指导小组成员之一是与泰勒同时代的美国工业工程学科的奠基人吉尔布雷斯夫人。起源于美国的工业工程被称为培养效率专家的学科，工业工程学科也是美国福特汽车公司大规模生产方式的理论源泉。2008 年，"精益"一词的发明人詹姆斯·P.沃麦克到清华访问并做演讲，谈及精益生产起源于日本丰田汽车公司的现场实践，在丰田被称为"丰田生产方式"。"丰田生产方式"的发明人丰田公司的工业工程师、副总裁大野耐一先生在他所著的《丰田生产方式》一书中写道："不妨说'丰田生产方式'就是丰田式工业工程。因此不论是大规模生产方式（福特生产方式），还是精益生产（丰田生产方式），实际上都是以工业工程理论为基础，有效组织和管理汽车制造厂的最佳应用实践。"

"丰田生产方式"在 20 世纪 70 年代引起全球关注，原因就是人们发现，在石油危机后经济低速增长的环境下，丰田汽车公司的业绩亮眼，具有更强的抗萧条能力。1985 年，美国麻省理工大学用了五年时间，深入丰田汽车公司进行研究，并同时对 90 多家汽车厂进行对比分析，于 1992 年由沃麦克领衔撰写了《改变世界的机器》一书，书中首次将"丰田生产方式"定名为"精益生产"。四年之后，续篇《精益思想》出版，进一步从理论高度归纳了精益生产中所包含的新的管理思维，并将精益生产扩大到制造业以外的所有领域，尤其是服务业。精益生产方法外延到企业活动的各个方面，不再局限于生产领域，从而促使管理人员重新思考企业流程，消灭浪费，创造价值。

精益思想最成功的应用领域是制造业，今天，几乎没有大中型制造企业是不运用精益思想或者实施精益生产的，精益生产已被证明对制造企业竞争力提升发挥了重要作用。进入二十世纪，面对医疗成本的日益增长，精益思想越来越成为很多国家提升医疗效率和质量、降低医疗成本的选择，越来越多的医院运用精益思想改进他们的医疗运营。中国正处在深化医改的时代背景下，精益医疗会对中国医疗服务改革以及建立现代医院管理制度提供有益的新思路。

本次出版的一套六本书都是有关精益医疗的，曾荣获"精益管理界"的诺贝尔奖：新乡奖。第一本《美系精益医疗大全》全面介绍精益医疗概念，系列中的其他五本则分别关注医疗的一个特定领域，介绍在这些领域中如何通过实施精益，取得重要的流程和质量改善。书中有大量精益医疗的实践描述，以及案例研究和经验教训。本套书既详细介绍了精益理念、精益工具和精益方法论，也针对不同的医疗实践领域介绍了多样化的精益改善活动，示范如何运用精益的工具和理念实现对医疗流程和质量的持续改善。同时，也为读者提供了一个可以复制或者修改后运用在自己组织机构中的实践范本。

精益思想充满活力和生命力，精益医疗、精益服务、精益开发、精益创业等新的应用领域层出不穷。这套书体现了精益思想在医疗行业的最新理论方法和最佳实践，对医疗管理的实践者和研究者都是十分有价值的。我郑重地推荐给读者。

郑力，2019 年 9 月于清华园

推荐序二

　　首先，本书三位作者的合理组合，奠定了为读者提供丰富精神食粮的基本前提。查理·普罗兹曼是一位有 20 多年的从业经验的精益管理专家，并在职业生涯后期致力于精益管理在医院中的应用转化；乔治·梅泽尔既是一位出色的医疗专家，也是多项先进医疗管理工作的推进者，在工作中逐步融合了精益管理思维和方法，是精益医疗的实践者和倡导者；乔伊斯·克尔察尔是一位高级医疗管理专家，在 20 多年医疗管理经验的基础上，开展了多年的精益和六西格玛管理的顾问工作。三位作者从各自不同角度为本套书提供了丰富的素材，无论翻阅到哪一章节，读者都能够感受到理论与实践相结合的实用气息。这部著作巧妙地将精益管理从最早的丰田汽车生产管理模式逐步延伸到在美国制造企业的普遍应用，并进一步转移和融入到医院管理的各种情境当中，不仅探索了精益管理国际化的现实成功案例，且比较巧妙地实证了跨行业（从制造业到医疗行业）实施精益管理的可行性和现实性。

　　本套书的结构安排十分值得玩味。书中主要是从精益概述和精益方法工具两方面做了安排，并没有直接或重点切入精益医疗这个主题，而是在系统阐述精益管理故事的过程中，技巧性地对精益医院管理内容做了融入性安排，产生了潜移默化的效果。深入阅读后可以发现，第一本书《美系精益医疗大全》

中第一部分不仅对精益概念和精益历史做了介绍，更有价值的是做了两方面延伸内容的分析，一是对批量生产与精益生产在思维方式、价值流动特点方面做了对比；二是探讨了精益生产方式是否可以被应用到医院管理这个核心问题上，在从不同视角运用多个示例进行分析的基础上，给出了合理结论：结论一，某种意义上，医院和制造业大致相同，需要通过均衡化、一个流或者更小批量的方式，为患者提供更高效的医疗服务；结论二，虽然仍然面临一些挑战，但是精益管理适用于医疗管理环境，医疗管理应该朝着准时化、均衡化、自働化等精益的方向来构建高水平的医疗服务体系，并应持之以恒地通过改善消除各种浪费，以向社会和患者（客户）提供更满意的服务。

本套书有一个明显超越很多精益生产或精益管理作品之处，就是重点强调了精益与变革管理的关系，本质上揭示了世界范围内众多企业和医院实施精益管理成功与失败的根本原因——精益从根本上是组织变革，既要解决事的问题，也要解决人的问题，而且人与事要有机结合。原因在于：精益的实现必然与组织变革伴生，需要通过组织和制度变革产生精益推动力和保障力，进而使组织和制度系统不断从精益能力创建过程中获得变革的导向和动力。因此，我本人十分认同作者的观点，即精益的成功不仅需要组织中成员的执行力和改善力，尤为重要的是组织成员应当优先从管理层获得决策力、战略定力和精益领导力。

书中的精益基础部分，设计了实现精益的 BASICS 方法论。该方法论在某种意义是整合了 ECRS、PDCA、DMAIC 等经典的工业工程理论和方法的结果，形成了一个比较有一般借鉴意义的实施模型，并按照 B、A、S、I、C、S 的顺序递进完成了后续内容，比较系统地呈现了作者们对精益管理实现过程的内心思考和演绎逻辑。书中除了集中对精益方法和精益工具做了大量阐述，还用了较大篇幅并借助精益在医疗系统中的应用实例，深入探索人与精益的复杂关系问题，包括对高级管理者、部门经理、业务主管，乃至一般员工与精益实现的相互影响关系的分析。这部分内容与前面提及的变革管理遥相呼应，反映了社会学、心理学、行为学等与精益方法、工具使用的内在关系，突显出作者在精益实践中识别问题的深度。个人认为，这部分内容恰恰是本套书的与众不同之处，也是本套书所呈现出来的更具价值的内容。总体而言，本套书内容不仅为企业和医院管理者推行精益管理提供了极具价值的经验、建议和方法指导，也为这些管理者提出了善意警示：再好的理念和方法都需要落实到人的行为改进和组织变革中，并固化到组织文化中。

我国的医院管理与美国、日本和西欧发达国家，都存在显著不同，客观讲，我国的医疗效率是比较高的，但是我国医院，尤其是公立医院的资源浪费是巨大的。我国当前的主流医疗管理仍然是专家型管理模式。这种模式不断强调技术、设备的先进性，却难以使技术和设备应有的效能得到有效发挥，因此难以解决社会（人民群众）对高质量和高效率医疗服务需求与医疗服务供给能力不足之间的突出矛盾问题，这种矛盾问题在中心城市医院显得尤为突出。毋庸置疑，很多医院试图通过增加医护工作者负担的方式来解决问题，这不仅造成医护工作者工作负荷过大、心理压力过大和离职率高等现实问题，而且难以有效消除不断激化的医患矛盾。医院更应该通过建立精益管理的系统性理念，运用有效消除医疗资源浪费的科学工作方法，优化医疗服务的流程和体系，建立起富有价值创新导向的内生机制来解决问题。显然，医疗管理部门和医院高层管理者有责任探索更加科学的方式和方法来化解这些矛盾问题，社会相关组织和服务机构也有义务推动医院开展精益管理创新活动。排除人口和文化特性的差异，书中阐述的一般性精益理念和方法，对我国的医院推行精益管理确实有很好的借鉴意义。如果细细品味，很多实例已经直接或间接地为医疗管理当局和医院管理者提供了打开精益之门的钥匙。如同制造业实施先进制造管理模式变革一样，精益管理也是医院转型升级的必由之路，改进质量、提高效率并活化人的价值，是精益的本质属性。精益医疗管理已经在我国的部分地区率先取得了良好示范性成果，比如天津泰达心血管医院、台州（恩泽）医院、广东省中医院等，而且精益医疗正在长三角、珠三角地区悄然兴起。可以预期，精益医疗将很快会在中华大地得到广泛普及。

我们在学习、应用和推广精益医疗管理方式的过程中，无论是医院管理者，还是精益管理咨询专家，在汲取本套书中丰富营养的同时，建议大家还要注重基础精益方法和工具以外的一些重要内容，比如我们的国情和地域文化差异、精益变革或改善的基点、精益方法背后的基础理论和方法，也包含日益兴起的信息技术和智能技术对精益的作用等。很重要的是，在我国推行精益医院管理或精益医疗管理，需要结合自身情况构建与之相适应的方法论，而且这一方法论本身也应该是权变的，因为任何两家医院都是不完全相同的。

很荣幸受邀为本套书做序，在阅读和学习本套书的内容时，书中的一些观点、策略、方法与我本人的思想不断产生碰撞和交融，使我对东西方组织精益管理的异同有了更深刻的理解，对思考和解决我国企业和医院中的问题提供了一些启示，受益颇多。

　　受知识、阅历和能力的限制，本人很难将本套书的优点、亮点一一列举和准确表达出来，所提出的一些观点未必准确，不足之处，敬请谅解。希望借此机会与关注和推进精益管理的诸君共勉！

工业工程与精益管理专家

天津大学教授刘洪伟

推荐序三

随着医改的进一步推进，医院管理面临前所未有的挑战。药品零加成、耗材零加成、按病种付费，以及三级公立医院绩效考核体系的建立，无一不意味着新挑战与新机遇。患者来到医院既有医疗需求，也有服务需求，医疗安全质量需要不断提高，科室建设与人才培养面临压力，医院运营效率也需要提高，到处都有问题需要解决。如何系统性地解决医院管理过程中出现的各种问题，并构建一套行之有效的管理体系，从而增强医院的竞争力，是亟待解决的问题。

精益管理思想，正是一套系统性的管理方法，帮助医院不断消除工作中的各种浪费，解决实际问题。我们看到患者排队等待时间减少，非计划拔管率下降，配药内差减少，出院流程加快，急临医嘱准时，手术室利用效率提升，内镜中心与B超效率提升，药库周转天数下降等等。在解决一个个具体问题的过程中，精益实践者对于工作的理解加深，解决了具体问题，更重要的是掌握了科学解决问题的能力，逐渐形成持续改善的文化。

精益虽然起源于日本丰田汽车，但是精益在医疗行业的大部分先行者都来自美国。美国医疗行业也面临着极大的挑战（譬如高额的医疗成本），有一些医院开始在困境中寻求破局之路。很多医院也选择了精益，例如美国西雅图市的弗吉尼亚梅森医院是个典型样板,一个体现了美国医疗行业诸多弊端的样板,这些弊端在当今的美国医疗界依然存在,而且屡见不鲜。"梅森医院在艰难的情况下选择了精益,经过十多年的努力,历经磨难,实现凤凰涅槃,成为医疗行业的标杆。"(《医改传奇——从经典到精益》,人民军医出版社,2014)"位于威斯康星州的泰德康医疗中心也同样在一把手的带领下,从2005年开始通过系统性地实施精益医疗,在5年时间里,实现了医疗质量提高,患者满意度提高,同时利润上升的瞩目成绩。"(《精益医疗》,机械工业出版社)精益医疗也逐渐在美国医疗系统被广泛接受,包括麻省总院、约翰·霍普金斯、哈佛附属妇女儿童医院、梅奥诊所、密歇根大学医院等顶级医院也开始通过实施精益来提高医疗质量安全、提高运营效率以及提高患者满意度。

精益医疗在中国的实践才刚起步不久,最早是GE医疗开始在医院开展六西格玛绿带和黑带的培训、认证,在局部开展六西格玛的改善项目。但是局部的改善很难见到系统性的成效。2012年开始,在美国UL公司(Underwriter Laboratories Inc.)、精益企业中国(Lean Enterprise China,LEC)等咨询和研究机构的带领下,有一些大型的公立三甲医院开始系统性地实施精益变革。如浙江省台州医院,在"新乡奖"卓越运营模型的基础上,从愿景使命价值观开始,通过战略展开体系和A3问题解决,建立了结合自身实际的精益管理系统。经过十几年坚持不懈的努力,浙江省台州医院成功实现了精益转型,并在2019年获得中国质量协会的"全国质量奖",成为医疗行业第一家获此殊荣的组织,成为中国医院卓越运营的典范。其他例如,广东省中医院、南方医科大学深圳医院、宝安中医院（集团）、广州中医药大学深圳医院、东莞市儿童医院等也结合自身实际在坚持着精益实践。精益医疗的星星之火已经开始燎原，精益企业中国的精益医疗绿带培训项目已经开展了9期培训，在几十家医院培养了超过300名经过精益医疗绿带课程培训和认证的医护人员，成为精益医疗的先行者。从诸多医院的实践中，我们可以看到，精益医疗不只是可能，而是必然。

虽然早些年已经有介绍精益医疗的书籍在国内翻译出版，包括前面提到的《医改传奇》《精益医疗》等。但是这套书更为系统地介绍了精益的起源，并结合医院的实际案例介绍了在医院实施精益问题解决的BASICS模型：基线—评估—建议方案—实施—检查—维持。这个模型基于我们耳熟能详的PDSA循环，实质上是科学的逻辑基础。本套书给我们在医院实施精益变革提供了一个逻辑框架，同时以翔实的案例和通俗的解释介绍了实施精益变革过程中可能会用到的各种精益工具。本套书获得了2013年新乡大奖。本书作者查理先生有在医院实践精益的丰富经验（译者任晖先生也来自丰田，具有丰富的精益实践经验），将这些来自生产领域的工具"翻译"成为医护人员更容易理解和接受的语言。

实践和研究都一致表明，仅在局部实施精益或者改善，不仅不能实现系统改善，也不能很好地维持。在医院实施精益是艰难的组织变革，需要系统的变革管理和专业咨询顾问的支持，更需要一把手的亲自参与以及其他机关部门的支持，最终实现组织文化的转变，建立一个持续改进的组织。正如书中提到的：精益是要致力于建设精益文化，而不仅是精益工具的应用。

　　我很希望看到更多的医院加入到精益实践中来，共同在艰难的环境下摸索出一条适合我们中国实际情况的精益医疗实践之路，为健康中国添砖加瓦。

精益企业中国（LEC）

精益医疗总监罗伟

译者序

　　本套著作覆盖了丰富的精益医疗理论和实践案例，通过精益文化变革，让医疗流动起来，传递以人为本，让患者和医者快乐的理念。期待此套著作能够帮助中国医院建立以人为本、赋能传承的医院精益管理系统——鼓励医护员工敢于暴露问题，持续参加精益改善。

　　我曾经是传统的精益实践者，长期专注于丰田模式的实践，在精益方法论的实施与创新中摸索出"适合丰田体系外的精益套路——培育精益领导力"。几年前，我转型为非传统服务业的精益实践者。为此，我对中国医院现状和实施精益医疗的必要性，略谈个人感悟。

　　我曾经陪同年迈的母亲去某代谢病门诊挂号、诊断、取药，足足花费了3个小时，当时我在内心揣摩：除了运用精益简化门诊流程，如果均衡化安排患者预约门诊时间，减小患者批量，可以缩短门诊等待时间。还有一次，父亲住院两周后，出院前一天，做一个核磁检查，在放射科等待了近2.5小时，事后住院部护士长神秘地告诉我："这是凭借个人关系找到放射科，给您的父亲插队，您应该知足吧?"我一脸苦笑。如果实施住院部模型，关注患者的价值，提前计划患者的出院时间和每日医疗活动，打破部门之间的壁垒，建立住院部与辅助服务部门（例如放射科）的信息流，创造单例患者流，实施这个住院部模型，患者一定会快乐吧!

当前,中国一些医院开始尝试导入精益,大多数医院从5S和QCC品管圈入手,做一些点改善项目,我们称之为碎片化应用精益工具,没有建立长远精益战略和规划、没有建立领导力的管理职责和绩效牵引的机制,用以打造循序渐进的全员参与的精益推进体制和培育精益人才的精益系统,难以维持和巩固。由此,这些点改善项目经常是不了了之,没有与医院中长期的绩效发展和人才培育的目标,建立链接和长效机制。

2019年初《国务院办公厅关于加强三级公立医院绩效考核工作的意见》的总体要求中提出的基本原则是:三级公立医院坚持公益性导向,提高医疗服务效率。以满足人民群众健康需求为出发点和立足点,服务深化医药卫生体制改革全局。三级公立医院绩效考核指标体系由医疗质量、运营效率、持续发展、满意度评价等4个方面的指标构成。

以上内容让我陷入深深的思索中,中国正面临医疗组织改革和体制多元化,伴随着保险公司和各级政府不断削减成本,医院实施精益的决定最终将不再是一种选择,而是医院生存和提升竞争优势的必要条件。医院必须能够在尽可能少的空间,以最少的库存、最少的员工和最少的错误,提供尽可能好和多的服务。大型三甲医院生存的唯一途径是实施精益、降低成本,让中国国民看得起病。医者仁心,善莫大焉。医者精益,善莫大焉。

精益源于制造业,我根据丰田TPS系统和丹纳赫DBS系统,勾勒出精益组织的精益模型和理想状态,其同样适用于医院:

1. 建立组织的精益文化:精益需要领导每日带领员工进行

PDCA 改善，消除不需要、不合理、不均衡。精益文化关注"尊重与持续改善"。丰田 TBP 问题解决的十个意识是指导员工解决问题的思维和行为的准则！这十个意识包括客户至上，经常自问自答"为了什么"，可视化，根据现场、现物、现实进行管理决定等。

2. 建立组织的选人、用人、育人、留人的人事体制，彻底落实"以人为本""造车先育人"的尊重文化。薪酬福利、培训晋升、业绩考核的人事制度——提高员工凝聚力和敬业度，建立公开、公平、公正的绩效管理环境，用以引导持续改善。

3. 建立全员每日维持和改善的体制：每日运用目视化精益工具暴露问题，运用 A3 方法解决问题、维持和改善 QCD 绩效，培养精益人才。

目视化包括：质量确认台；变化点管理板；晨会和分层审核报告；方针管理重点工作、开展目视化；多能工目视化；物料流动和齐套配送等。

4. 为了实现方针管理的绩效目标和精益人才培养，建立突破性改善团队问题解决的机制和年度重点项目报告机制：例如 War Room、VSM 改善追踪和定期评审等。

精益模型只是一种理论模型，那么，如何在医院落地精益管理呢？

首先，什么是精益医疗的价值呢？从身体上或者情感上改变患者至更好的状态，患者愿意为感知到的增值活动买单；以患者为本的人文关怀，医生及时给患者看病，护士对患者耐心、服务周到、专业。

在医院建立精益系统，50% 是实施精益工具。这是精益的科学管理部分。在医院实施价值流、产品加工流、全面作业分析、换型等精益工具识别浪费时，需要测量大量的数据。许多医院拥有大量的数据，但必须将它们整合到一个数据库中，并且需要清晰定义"数据收集触点"。然后，运用四大原则——消除、重新安排、简化和合并，提升增值比例。建议医院部署精益时，运用适合医院 PDCA、DMAIC、BASICS 的系统问题解决模型，实施由批量到精益的转型，并结合点改善和自下而上的个人改善提案，创新可持续的精益实施系统。

精益医疗的精髓在于根据患者的流动和平准化安排工作负荷。倘若医生每日查房时采用批量处理，支撑服务部门会产生多米诺效应。在短时间内，成批的医嘱被发送到支撑服务部门，例如化验室、药房、放射科。由于需求的波动，系统承受瞬时的巨大工作负荷压力，医护员工感到非常沮丧。通过改善，均衡查房时间和消除批量处理，缩短医疗服务时间和患者等待时间，患者快乐；员工工作负荷均衡化，医者快乐。

在医院建立精益系统时，另外的 50% 是"人员"的文化变革管理。首先，精益文化变革是医院一把手工程。变革管理之前，医院应该向医护员工传达精益变革的迫切性和对员工有什么好处，促成员工认可精益。在变革管理之中，职责和数据始终是贯穿的一条红线，领导者垂范 Gemba Walk（走动管理）和教练员工，制定长期精益路线图和目标，先期投入资源，为员工提供改善时间，调动员工参与改善的积极性，建立每日精益推进体制（例如精益套路、管理白板会、分层审核和 A3 等），使得一线主管从维持工作发展为改善和育人的精益管理者。在变革管理的维持阶段，循序渐进地建立医院的精益文化，包括坚持更新标准作业和建立改善提案奖励系统，不奖励应急解决问题的救火英雄，培训员工的精益能力，完善培训、职级晋升通道，以及绩效评价、薪酬分配，引导员工的持续改善行为。此外，在医院内创造公正和免责的精益文化氛围，当问题发生时，医护员工能够立即勇于承认错误，把问题暴露出来，及时调查管理系统的根本原因并采取对策，这是真正的、了不起的精益文化转型。精益是一把手参与并建立核心价值观，精益是领导者每天教练员工实施 PDCA 改善。

中国面临人口老龄化，伴随着"全面大健康"政策的落地，医院和养老机构实施精益转型是趋势使然。精益实践者有责任回到精益的原点，让患者和医者快乐。如果能够助推把精益管理引入中国医院，创新医院以人为本、培育精益人才的核心理念，将是我们莫大的荣幸。

陈莉老师负责翻译了《美系精益医疗大全》第十三、十四章，《美系精益医疗之外科案例》全书，《美系精益医疗之支撑服务案例》第一、二章，以及本套书的图表翻译。我参与了整体的翻译工作，并统校全套著作。感谢查理先生在大洋彼岸，对每个英文缩写的出处和词汇难点，给予及时和专业的回复。

因时间和能力所限，译稿难免存在疏漏，有未能将原书语言字字珠玑地译为中文的地方，实属遗憾。我想写书、翻译都是一种治学和精进之道，欢迎精益医疗的同人，帮助我们持续改善，并成为我们的老师。

任晖，2019 年 8 月于天津

前　言

　　本套书旨在为医疗高级管理者、领导者、经理、流程优化团队成员和具有求知欲的一线员工提供参考指南，他们期待实施并借助精益将企业转型为高质量患者医疗业务的系统，这里每一个字都很关键。精益是对流程的一种不同的思考方式。高质量地治疗病人对于医疗服务无比重要。我们不鼓励工作更快或更加紧张，因为"匆忙造成浪费"，就是说匆忙时我们就会犯错误。"业务"是指将精益应用于可看作一个流程的任何环节，包括患者护理、信息系统或业务系统（会计、计费、市场等）的所有部分。为了减少整个系统的运行时间，所有业务流程的各个环节都应该流动起来。交付指的是将您的产品或服务交付给客户。交付的重点是能给客户增添何种价值。系统意味着我们试图改善的每一个流程都与其他流程链接或与其他流程集成。在大多数情况下，医疗是通过一个被集成的交付网络或系统实现的。改变一个流程，而不影响其他几个流程，是十分困难的。当您把所有这些放在一起时，对任何组织来说都面临着非常大的文化变革。文化变革意味着，如果您切实运用这些精益概念和工具，您就会成为世界级的领导者。如果您已经开始或正在考虑波德里奇或新乡奖，运用精益六西格玛会积极影响几乎所有的奖项评价标准。波德里奇和精益是无止境的，是持续不断的迭代式改善。

第一本书《美系精益医疗大全》按照章节划分。由于这些章节大多数都是独立设计，因此您会在书中发现一些重复，包括一些重复的概念，甚至一些经验教训之间的相似性，因为我们觉得这样的重复对读者是重要的。第一本书分为两个部分：

第一部分，第一章至第四章，包括定义精益是什么，以及发展到今天日臻完善的精益旅程中独特的历史故事。我们还想诠释丰田生产系统（Toyota Production System，TPS）与科学管理之间的联系，以及弗兰克、莉莲·吉尔布雷思和弗雷德里克·泰勒之间的联系。也有一个鲜为人知的组织称为民间联络小组（Civil Communication Section，CCS），它是由弗兰克·波尔金霍恩、荷马·萨拉索恩和我的祖父查理·普罗茨曼组成的。

我们阅读了超过 300 本这些人写的关于精益、六西格玛和全面质量管理的书籍，其中许多书籍来自生产力出版社。我们感谢诺曼·博德克，他是该领域的先驱。本套书主要关注精益。我们的经验是，大部分精益医疗生产力改善，都起步于实施精益。我们建议首先使用精益概念和工具来优化流程和消除浪费，然后应用六西格玛工具来减少流程中的波动。由于前四章更多地关注精益的介绍和历史，因而涉及许多制造的实例。

第二部分，从第五章开始，描述每一个精益工具和概念及如何应用它们。它们根据常规的使用顺序和层次上的优先次序加以组织，但应该注意的是并非所有的工具都被使用。我们针对手头的问题选用合适的工具。我们把工具放在一个被称为 BASICS 的版式里。许多组织已经对自己的精益问题解决模型进行了标准化，而一些组织已经对六西格玛的 DMAIC（设计、测量、分析、实现、控制）模型或 PDCA 进行了标准化。精益工具可以被整合到 DMAIC 或任何其他模型；然而，精益工具倾向于在 DMAIC 模型内跨越类别地运用。不管您运用什么样的模型都不重要，只要每个人都明白他们在实施精益六西格玛改善时所运用的"工具"就可以了。

本套书的其他五本——《美系精益医疗之化验室案例》《美系精益医疗之急诊部案例》《美系精益医疗之门诊部案例》《美系精益医疗之外科案例》《美系精益医疗之支撑服务案例》，详细介绍了如何在各种医疗流程中实施精益。我们花了很多年研究，在小型、中型、大型医疗系统和组织中实施精益，我们发现分享经验教训是非常有价值的。每本书的开始部分从传统的观点出发，描述每个区域通常的运营情况，并描述典型问题。然后，我们通过各种精益实施方案，展示了我们如何使用价值流和其他精益工具。我们引入可落地的蓝图，因此结果可以被复制或修改，以用于其他机构。每本书还囊括了实例、故事、案例、结果和经验教训。

本套书提倡基于可测量结果的理念哲学，清晰测量在质量和效率上的改善结果。我们要指出的是衡量投资回报（Return on Investment，ROI），面临着有形和无形的挑战。

精益不仅仅是运作层面的行动。如果实施得当，精益理念将驱动组织内各个环节和区域的改善。本套书没有覆盖实现精益业务交付系统的全部知识、技术，但我们力求覆盖大多数业务流程都相通的最基本的知识，鼓励读者通过阅读与这个主题相关的许多其他佳作，并与寻求建立精益组织的人士互动，以获得更多的知识。在书中，我们会提及额外的参考书。

如何应用精益文化将在书中予以讨论，包括实施持续改善和科学管理原则，使人们基于对数据与主观意见的比较，做出管理决策。书中的工具和实施技巧旨在帮您避免习惯性思维，让您看到基于谁和最终会给客户带来什么样的增值并做决策。

本套书强调精益六西格玛之旅的重要性。倡导追求永无止境的持续改善，因为总会有更多的浪费被发现，需要被消除。

读者在每一次成功后都会感到兴奋，还会从每一次失败、挫折中吸取教训。您会在追求精益的过程中找到快乐，因为您和您的组织能够完成的事情是无穷尽的。祝您精益之旅顺利!

千里之行，始于足下!

查理·普罗兹曼 III，MBA，CPM，

乔治·梅泽尔，MD，MBA，FACP，

乔伊斯·克尔察尔，PA-C

作 者

查理·普罗兹曼 III，MBA，CPM

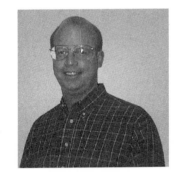

1997 年 11 月，查理·普罗兹曼组建了业务改善集团，LLC（B.I.G）。B.I.G 位于 MD 巴尔的摩，致力于实施精益思想和精益业务交付系统（LBDS）。

查理有 26 年以上物料和运营管理经验。他在联合信号（现称霍尼韦尔）工作了 13 年，在那里他曾任航空航天战略运营经理，是第一位联合信号的精益大师。他获得了许多特别的表彰和降低成本的奖项。在联合信号工作时，查理是 DBED 的马里兰联盟的外部顾问。他为世界级标准文件给予了输入建议，并协助前三个初始的 DBED 世界级公司评估。查理在全世界传授学生关于精益原则和全面质量管理。

查理在过去 16 年里一直在美国实施成功的精益生产线转型、改善活动、管理业务系统改善（业务部门精益）。除了制造业，他还专注于医院/医疗的精益实施。

查理拥有马里兰州洛约拉大学的文学学士和工商管理硕士学位。他目前是 SME、SAE、IIE 和心理类型协会的成员。他是一名有特许认证资质的 MBTI 教练。他是 APICs、AME 冠军俱乐部和 NAPM 组织的前任成员。

乔治·梅泽尔，MD，MBA，FACP

乔治·梅泽尔博士是一个董事
会认证的内科医生和老年病医生，
具有超过 10 年的患者护理经验和
超过 15 年的行政卫生行业经验。

从 2008 年 12 月开始，梅泽尔
博士在麦瑟迪斯特·勒·邦霍尔医
疗中心担任高级副总裁和首席患者
护理主任。麦瑟迪斯特位于 TN 孟
菲斯，由七家医院系统构成，拥有

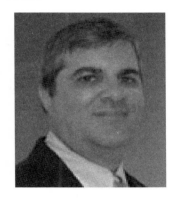

超过 1600 张被认证的病床。他负责患者护理操作和监管制度的
准备就绪。此前，他曾担任麦瑟迪斯特德国小镇医院的首席医
疗运营官（CMO）。

除了曾任佛罗里达大学的指导教师外，梅泽尔博士还在佛
罗里达州的蓝十字蓝盾公司工作，他直接参与了医疗管理活动，
包括疾病管理、利用率审查、申诉和不满、病历管理、药房效
益、支付绩效和医疗风险。

乔伊斯·克尔察尔，PA-C

乔伊斯·克尔察尔拥有超过 28 年的医疗行业经验，目前担
任奥兰多佛罗里达医院外科发展研究所的主任，该医院是基督
复临会卫生系统的一部分，是一家急性护理的三级医院，一年
治疗超过 1500 万名患者。她于 2001 年加入佛罗里达医院，从事

精益高级顾问超过 5 年，范围跨越
八个院区的各种临床部门，她具有
六西格玛黑带，是一名被认证的
MBTI 教练。

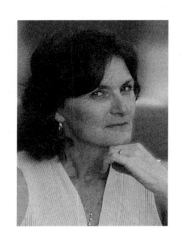

　　她的职业生涯起步于担任心血
管、胸外科和（大部分时间）医
疗护理科的委员会认证助理医师。
在加入佛罗里达医院之前，她在医
疗相关行业中担任过各种行政职
务，其中包括管理医疗和与保诚医
疗签署服务和同。保诚医疗在佛罗里达州中部九个县服务了 20
万名会员，与阿维欧集团产品管理签署服务合同。阿维欧公司
向医疗机构提供信息技术支持，为科技初创公司进入商业和市
场提供战略咨询。

　　克尔察尔女士热衷于在医疗流程中实施精益、消除浪费、
减少错误、提高整体质量水平、降低医疗成本。

第一章

营养服务

营养服务部门（NSD）满足医院各个部门的需要，为医院内的辅助支持、行政会议和临床服务，提供患者餐食、零售餐食和餐饮等营养服务。NSD 可能将其服务业务的零售部分作为底线利润中心，补偿 NSD 患者服务的成本。绝大多数情况下，NSD 可能在整个医院费用总预算中所占的比例很少，正因为如此，这个部门通常不是精益实施的主要目标之一；然而，在很多医院，NSD 都是一个开始实施精益的绝佳区域，能够立竿见影地看到精益的好处，因为它很简单，而且类似于在工厂实施精益装配线。以下章节概述了一些精益活动的案例，这些案例是营养服务部门精益计划的一部分。

传统备餐线的餐食配制

在传统营养服务部门（NSD），您会看到一个备餐线以及一系列支持的设备和流程（图1.1）。根据患者的进餐时间，通常，备餐线每日运行三次，每餐有不同的菜单。由信息处理和配餐两部分组成，前者负责处理菜单，后者将所有餐食配制到托盘上。为病房的常规餐食和特殊餐食，提供营养服务，并且满足特殊餐食订单的需要。营养服务部门的其他关键流程包括库房/订购流程，餐食准备流程和订餐流程。备餐线可能有不同的形式，但是一般来讲，安装传送带，通常是自动的，配有开/关按钮，按钮可以在关键时候让生产线停止。操作员通常在生产线的两边，站姿操作。一名操作者开始将餐盘放到生产线上，餐盘沿着生产线传送带从一名操作者传输到另一名操作者。每名操作

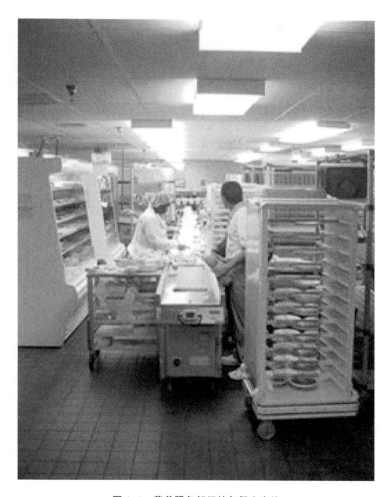

图 1.1　营养服务部门的备餐生产线

者将一组餐食添加到餐盘上。经常有一名或多名操作者因为有漏掉的餐食，给生产线补充库存，同时在生产线最后，有一名操作者检查餐盘，确保配餐的完整性和正确性。厨师为备餐生产线提供新鲜的或热的餐食，热的餐食是提前以批量处理的方式烹饪制成的。有时候，备餐采用餐食"速冻"的流程，提前几天准备好。餐食烹饪好，放在塑料袋中，迅速冷冻，存放到冰箱里，在需要提供餐食的时候，从冰箱里拿出来，加热后完成备餐。您通常能够判别餐食是经过"速冻"流程的，因为冷冻过的餐食水分多。通过精益，我们消除了餐食速冻的流程。

传统备餐线的问题

通过运用精益 8 种浪费对营养服务部门（NSD）的流程进行分析，识别出大量的"浪费"和改善的机会。如果您站在备餐线边并观察备餐线一个小时的生产状况，您可能会看到，每个餐盘的备餐周期一般都是非常长的，包括自动化的备餐线。不同工作站之间的操作员的工作量通常不能很好地均衡，有些操作员非常繁忙，有些操作员非常悠闲。负责餐食补充的操作员在补充餐食的时候，会打断备餐线操作员。操作员周围的两三面都被货架、餐具、托盘等包围着，他们被"关在里边"。孤岛式布局使得操作员完全被困在里边，而且工作站之间没有任何柔性分担。在备餐生产线最后（或下游）的目检人员频繁停止生产线，纠正流程中前工序操作员的操作错误，而且生产线停止的时候，在问题解决之前，生产线上的其他操作者不得不等待。

有些营养部门采用备餐"舱式"布局，代替备餐生产线，通常，备餐舱式布局中，操作员站在舱的两边。舱是一个岛，站在里边的操作员把餐食发给站在舱外的操作员。

传统营养服务部门（NSD）的备餐线和备餐舱式布局没有遵循精益原则和精益标准。我们经常听到员工的抱怨，他们希望我们告诉高级管理者，这里没有足够的空间，他们需要更多的地方。

批量生产沙拉和三明治——冷餐生产案例

通常，三明治和沙拉以大批量的形式进行生产。对一个批量处理的沙拉制作流程进行视频分析，所有配制沙拉的碗摆好，完全占满了桌子。接下来，推出一大碗生菜，每次放到一个碗里，直到所有碗都放置了生菜。紧接着是放置胡萝卜，然后是把所有其他配菜，以同样方式放置到碗中。当碗中装满了食材后，盖上盖子，贴上标签和价签。

制作简式火鸡三明治采用相同的方法（图1.2）。将所有餐盘上都放上面包片，以便制作很多三明治（二十个或更多）。然后在每个面包片上放置一片火鸡肉，每次放置一片，接着将两片面包片摞放在一起，一次做两个三明治。接下来，放另一片火鸡肉，以及最后一片面包。通过这个分析，我们确定了基线，原流程进行到此花费了超过34分

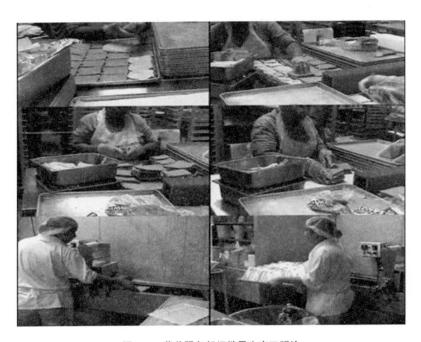

图 1.2　营养服务部门批量生产三明治

钟，却连一个三明治都没有制作出来。下边，所有的三明治被斜着切开，然后被一个一个地放到一个容器里，放在餐盘上。餐盘被端到房间的另一个区域，那里放着封口机，每个三明治都要封口。这个流程大约一个小时，但我们还没有完成。现在在每个三明治上贴上标签和价签，放到餐盘上，推入冷库中。直到现在，我们才有了完整的可以提供给患者或卖给老主顾的简式火鸡三明治。

经验教训：批量生产是非常缓慢的，需要占用很多空间，同时餐食会暴露在外边很长时间。批量生产的一个小时里，餐食的质量和安全发生了什么变化呢？批量加工会增加餐食的安全风险，降低餐食的质量。

过量生产

另一个问题是巨大的过量生产的浪费（图1.3）。多少次餐食被送到后却发现患者已被送去放射科，或去做治疗，又或者有其他医疗预约？多少餐食因为患者不饿，或者餐食冷了，或者不是患者点的，所以没有被食用？我们发现，每家医院在废弃的餐食上浪费了大量的金钱，再加上生产餐食所需的人力成本、运输成本、回收成本，以及清洗和贮存餐盘的成本。

经验教训：过量生产带来大量的因餐食变质腐坏和废弃导致的金钱浪费。

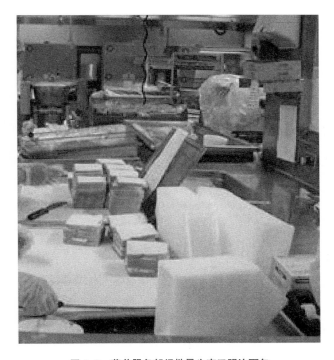

图 1.3　营养服务部门批量生产三明治面包

改善流程的步骤

　　最好的切入点是改善备餐生产线，这是我们精益改善活动的试点区域。首先，我们绘制了备餐生产线流程的价值流图。在绘制价值流图的过程中，我们计算了我们的基线测量指标，包括操作员的数量、周期、每个操作员的产出等。在批量生产的环境下，计算周期几乎是不可能的，所以我们基于整个流程来审视周期。例如，如果我们用 125 分钟生产了 500 个三明治，平均 15 秒一个三明治。这会产生误导，因为我们无法在每 15 秒看到一个三明治被生产出来；事实上，我们看到三明治都是批量同时完成的。如果我们有 10 个操作员负责三明治的配制和封口，那么实际上平均每个三明治的总工时是 150 秒，或者：

$$10 \text{ 人} \times 15 \text{ 秒} = 150 \text{ 人/秒}$$

　　下一步，我们跟踪餐盘上的第一个餐食，从开始到结束。这被称为产品加工流（PPF），产品就是我们跟踪的"托盘"。此外，我们描绘一个点到点图。参与备餐线配制和支持的每一位员工的工作都被视频记录下来，以便进行操作员的全面作业分析。这是一个让人大开眼界的流程。通过观察视频，我们发现了大量的空闲时间和浪费的动作。一位操作员说："天哪，我不知道我做了什么！"很多员工想做好工作，但流程和布局使其变得非常困难。

　　经验教训：员工想要做好工作，并利用我们给他们的工具、空间，以及寄予他们的期望，尽其所能地做好工作。

　　刚开始进行视频分析的时候，视频会让员工们感觉不舒服，要让他们可以看到浪费和低效的真相，而且允许他们对作业现状和改善机会各抒己见。我们绘制了意大利面图，让员工们看到他们在房间里来回走了多少路。

接下来，我们和团队一起头脑风暴，提出改善提案。团队包括主任，以及备餐生产线的员工。团队经过有点激烈的讨论，明确了解决方案，我们需要改变备餐线的生产系统。我们的结论是，整个备餐线和舱式系统是非常低效的，需要被取代。具有讽刺意味的是，最初，备餐线设备是根据投资回报率（ROI）采购的，目的是提高设备效率和改善部门的工作。

注意： 还记得我们说过，产品、操作员和换型，是精益不同方面的分析流程的方法吗？备餐线可能确实对原来的批量装盘的工艺流程做出了巨大的改善（以及获得投资回报）。这是因为备餐线被迫实施的是"产品"方面的精益改善，通常获得 20%～40% 的效率提升。我们猜，他们是通过实施备餐生产线实现的。备餐线的点到点图，除了个别例外，看上去相当不错。但问题是缺失了操作员方面分析流程的方法。这是因为，由于布局和操作员被困在餐食和设备等之间，实际上不可能平衡这类生产线。因此，在评估备餐生产线的时候，我们差不多可以确定，通过消除备餐生产线，采用一个全新的精益模式的"单元线"布局，还有20%~40%效率提升的改善空间。

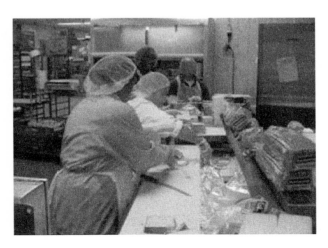

图1.4 营养服务部门三明治的精益生产线

这意味着要拆掉备餐生产线，建立一个精益模式的单元线布局。如此显著水平的再教育和变革会给员工带来压力，也会给领导团队带来巨大的管理挑战，因为这似乎是反常识的。这对每名员工来说都是非常大的文化变革，可能会遇到来自区域内外的员工和管理层的巨大阻力，但也会带来绝佳的好处，并且使员工的工作更加容易。

备餐工作单元对比备餐线

为了搭建备餐工作单元，我们把每一步骤都按照流程的顺序排好，然后算出每一个步骤用多长时间。为了平衡生产线，我们会设置柔性工作区域，因为每个托盘内的餐食都可能是根据客户需求（VOC）定制的。备餐工作单元可以采用不同的布局方式（图1.5）。我们可以将备餐工作单元建成直线、U型线、L型线和两条并行的线。所有操作员在里侧工作，物料通过看板流程从外侧补充，在生产线上的操作员不会被打断。每位操作员接受新流程的培训。在备餐工作单元正式运转之前，每位员工接受至少8小时的精益培训。在"旧"系统仍然使用期间就搭建好试点备餐工作单元，以便培训员工备餐工作单元是如何运转的。员工提出了一些很好的反对意见，进而引发了更多关于如

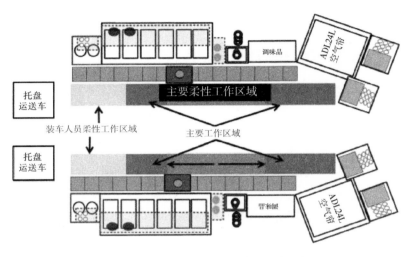

图 1.5　营养服务部门精益生产线设计方案

何进一步改善生产线的提案。得到来自一线员工的反馈是
至关重要的，通过沟通，对流程做出适当的修改，解决他
们所关心的问题。同时，这也是为了提高全员接受精益和
精益落地成功的机会。为生产线和管理部门，从员工到主
任级别，建立了标准作业和服务对话脚本（图 1.6）。运用
菜单（信息流）流程的形式，突出了可视化控制，使用每
日小时产量图表，这些信息必须被彻底、实时予以更新。

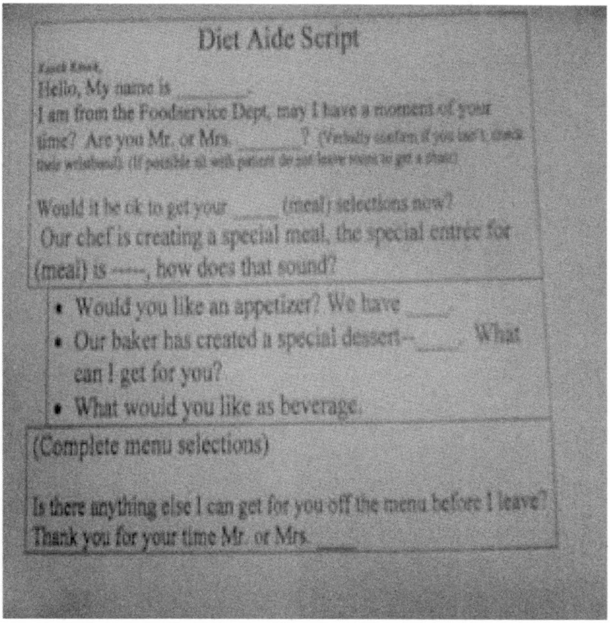

Diet Aide Script

Hello, My name is _______.
I am from the Foodservice Dept, may I have a moment of your time? Are you Mr. or Mrs. ______?

Would it be ok to get your _____ (meal) selections now?
Our chef is creating a special meal, the special entrée for (meal) is -----, how does that sound?

- Would you like an appetizer? We have ____.
- Our baker has created a special dessert--____. What can I get for you?
- What would you like as beverage.

(Complete menu selections)

Is there anything else I can get for you off the menu before I leave?
Thank you for your time Mr. or Mrs. ____

图 1.6 营养服务部门精益生产单元——服务对话脚本案例

物流人员接受了备餐工作单元的标准作业培训，知道如何在他们有时间的时候灵活地进到备餐工作单元，不用闲在一旁，等餐盘车装满。他们每天装盘的数量增加了 300 多个。相比于备餐生产线，备餐工作单元所需的空间节省了 61%，装完一个餐盘的时间缩短了超过 90%（表格 1.1）。

表 1.1　三明治生产线的改善成果

三明治生产线基线指标		
操作员人数	6	
每日生产数量	1050	
每人生产数量	175	
占用空间	448 平方英尺	
沙拉和三明治合并后精益生产线指标		
操作员人数	3	−50%
每日生产数量	1639	56%
每人生产数量	546	212%
占用面积	375 平方英尺	−17%

　　制作沙拉和三明治也采用了类似的备餐工作单元。他们能够减少 50% 的操作员，提高 17% 的产出（沙拉和三明治）。我们缩短了交付第一个三明治的时间，过去批量生产的时候，第一个三明治需要一个小时才能交付，现在用精益的方式，只需要 25 秒。生产力提高了 70%，同时比原来使用的空间节省了 50%。

新的精益系统的好处

  每当我们实施这些备餐工作单元的时候，我们都能够看到50%的生产力提升，和旧系统相比，员工（最终）更喜欢新的精益系统；但对员工来说，在精益实施中最有压力的部分是，现在不管他们是否对这个流程有贡献，他们都无处隐藏。没有技能或者工作能力，或者是不愿意尽自己一份力的员工，将会立即被暴露出来。对管理层来说，非常容易看到流程内正在发生什么，并做出相应的改善。同时，全新的精益备餐工作单元也是一个作业量分配均衡器，对于那些以前承担繁重作业量的员工而言，是大有裨益和积极的。

批量生产对比按订单生产

营养服务部门（NSD）的总体目标应该是转型为"按订单生产"的模式。通过建立对任何类型的订单都能够快速响应的生产线，以实现"按订单生产"。菜单的大小及所用食材决定了食材在备餐工作单元上的位置。备餐工作单元备完菜单上的内容，及时（JIT）交付。

当建立备餐精益生产线后，我们开始质疑原来提前制作餐食的必要性。毕竟，这不也是批量生产吗？过去，制作餐食时不管患者是否需要，这导致了餐食的浪费，包括没吃的餐食，或者患者返回病房的时候，餐食已经凉了而无法食用的情况。当我们建立了高效、快速响应的备餐流程，我们开始疑惑，我们是否应该改变系统，转型为严格按照患者需求制作餐食，或者基于准时制（JIT），制作餐食。如此，我们建立了"拉动"系统（图 1.7）。

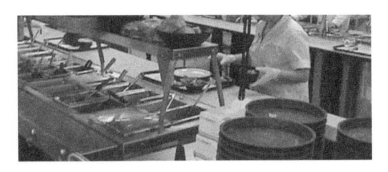

图 1.7 营养服务部门备餐精益生产单元——按订单生产

精益解决方案：X 医院在备餐厨房里建立了一种按订单生产的流程。建了两条生产线，一条线生产"按需"类型的菜单，患者可以随时取消他们的订单。菜单包括沙拉或者三明治、牛奶、果汁等。另一条生产线用于制作早餐、午餐和晚餐。

每条线的布置都很像地铁商店，所有食材，按照它们的使用顺序排列。当收到一个订单的时候，操作员沿着生产线走一遍，完成这个订单。操作员在里侧，餐食使用双箱系统，从外侧供应。空箱返回餐食准备区域，空箱被装满后返回备餐生产线。完成的订单被放到托盘车里（有时候是热的），每5~10分钟被送到病房。

　　餐食制作直接由患者触发，和原来的备餐方式不同。现在，送到患者手中的饭菜是新鲜和热的。也不需要提前批量准备很多餐食，这意味着不再需要速冻流程/再加热流程。这几乎立刻提高了患者满意度。所有努力都得到了各层住院部病房护士们的大力配合和支持。

准备热餐和冷餐

热餐、冷餐准备区的员工在医院的自助餐厅为患者准备和烹饪餐食。在这个区域实施了一个精益改善活动，利用了周期时间、交付时间、客户需求、产品加工流、操作员全面分析、意大利面图和点到点图等精益分析工具。

在精益改善活动前，为第二天的餐食准备的菜单是"准备好的"，意味着从冷库或者贮存区域拿出食材来，放到车上，然后运输到准备区。很多盘子或者容器被同时放到桌子上；所需的餐食/食材被打开，以批量的方式倒入盘子里，为第二天（长达20个小时以后）的烹饪备好。放满餐食的盘子被放回车上，送回冷库，直到第二天需要的时候再被取出。存放这些车的时候，会堵住冷库的入口和过道，对员工来说，拿取餐食非常困难，占用了冷库的空间，造成环境的安全隐患。第二天，车被推到烹饪区域，在那里，准备好的餐食的托盘被批量取出，放到烤箱里。成批的熟了的餐食，以小一点的批量被运到自助餐厅，放到自助餐厅的"热芯盒"中，等待患者需要的时候拿取。这会影响到餐食的口感和营养。从视频中我们可以看到：

● 大量保存/贮存的餐食占用了冷库的空间（小车在通道区域）。

● 寻找装备（准备餐食的盘子并不总是备齐到位）。

● 没有餐食准备的标准操作流程，不同的操作员以不同的方式准备。

● 供应的物品没有在使用点备齐。

● 食材的位置没有标识（很多的寻找）。

● 大量的运输。

不按客户的需求准备和烹饪餐食，导致大量多余的餐食，有时候，放置太久不得不扔掉。根据历史同期的需求、准备时间和烹饪时间，分析餐食的利用率以便"预测"，需要多少餐盘才能满足准备和烹饪的需求。

目标是消除餐食准备流程中的步骤，以便餐食可以被直接准备好并交给厨师，而不用通宵贮存。此后，伴随着托盘的消耗进度，餐食会被再次补充（准备、烹饪和交付）。这样有助于减少贮存和冷藏空间，缩短交付时间（期望改善餐食的口感/质量，不需要长时间存放在盘里），最终有助于消除不需要的大量准备好和烹饪好的餐食，这些餐食都没有用场。

流程改善了冷库中的工作空间，减少了很多贮存餐食的"热芯盒"，烹饪的餐食更接近顾客的需求水平，缩短了90%的备餐交付时间。减少了80%的运输距离，因为不再有"预备好"的餐食需要在冷库通宵存放，所以新流程也节省了冷库空间，节省了餐食准备中的部分人工。

洗碗间

　　传统的洗碗间安装一些昂贵的餐饮服务设备，它们是批量处理系统，由用于倾倒回收餐食和装载待清洗餐具的机器组成。大量定制的不锈钢装置，将传送带连接到机器上。倾倒装置通常距离机器比较远，要把这些东西放进机器里，必须留出额外的距离。

　　X 医院重新设计了洗碗间的布局和流程，并行的单件流形式的垃圾倾倒站垂直连接到长的传送带入口处。垃圾倾倒站和搅碎机连在一起。这个设计提升了生产力，极大地减少了空间，移走了占地很多英尺长的操作台和传送带，这些装置支持先前的批量的垃圾倾倒流程。

来自一位营养服务部门主任的精益经验教训

谦逊

在开始您的精益之旅前，您可能认为，在您的管辖之内，您已经绞尽脑汁做流程改善了。经过初步的精益培训，当您开始看到现场到处存在八大浪费，意识到自己已经成了"温水中的青蛙"的时候，您才真正提起眼罩、睁开双眼。当意识到需要消除如此多的浪费的时候，我们很容易变得不知所措、一筹莫展。每个现场的操作都具有大量的浪费，您需要抛开自我，谦逊地接受挑战，才能消除所有这些现场浪费。当您看到到处都是浪费的时候，您必须确保不要以一种负面的情绪表达您的不满。积极地工作，关注未来状态的积极进步。不要在真正理解价值流、数据，以及对您的区域及其他区域的影响前，改变任何事情。非常重要的一点是，要对您的改变确定优先级，因为我们的资源是有限的。这是一场马拉松，不是一次冲刺。

沟通

即便您认为自己是一位沟通的高手，您也会发现在精益之旅的过程中，您的沟通依然是不充分的。在培训中，我们听这个都听腻了，但您只有经历过之后再回头去看，才能真正理解。所有形式的沟通都是有必要的。书面沟通确实非常重要，但团队会议上定期的口头交流，可视化指示板和可视化图片也是非常有必要的。给员工展示一些视频剪辑，可以使他们看到，他们在当前状态下是如何工作的，有助于消除恐惧，帮助他们理解将要发生的变化，以及他们如何做会使之更好。您的肢体语言和语调是至关重要的，因为当试点变成现实的时候，紧张氛围会持续升级。如果您说的是一码事儿，您的行动或肢体语言表达的是另一码事儿，员工们会看出来的。

变革管理

在通过精益工具确定和实施精益变革前，为您的管理团队和员工提供处理变革管理的培训，是非常重要的。在我们完成这些变革的过程之中，迈尔斯·布里格斯类型指标（MBTI）风格的培训技能在处理冲突方面，给予了我们极大的帮助。

X医院餐食服务部门率先采用了"谁动了我的奶酪"变革管理视频和工具，推行全部门的变革计划。员工和管理层发现，此举非常有用，它在处理变革管理方面，为全员提供了一种共同的语言和案例。在整个部门里，经常听到"您动了我的奶酪吗"，并开始成为部门文化。要确保在实施精益项目前，考虑并解决了变革管理过程中的抗拒、各种潜在冲突，减少对变革的恐惧反应。

员工关系

开始精益项目前，人力资源（HR）和员工健康需要被纳入讨论。他们需要为可能出现的大量的员工问题做好准备，例如：

- 生产力提升，可能导致有些员工被派到新的工作岗位。
- 害怕被解雇。
- 为了使各岗位工作负荷均衡，需要做能力评估。并非所有员工的绩效都是一样的。
- 更多员工对工作负荷有抱怨，因为过去常常空闲，而现在不得不变得积极工作了。
- 可能需要优化薪酬体系，建立更少的岗位类别，匹配于接受交叉培训的劳动力。
- 对主动脱离的员工予以惩罚。
- 语言流畅和阅读/书写障碍。
- 班次变更会影响到员工现在的出勤计划。
- 在新的精益环境下，员工可能坐在正确的公交车上，但没有坐在正确的座位上；或者没有坐在正确的公交车上。

●人因工程的要求，需要支持和特殊的设备，或者对物理区域和设备进行改造。这是很重要的组成部分，需要准备花费大量的时间和精力，需要主动的改善，以满足人因工程的要求而非被动的接受。

您的员工对于实施和维持精益变革，是至关重要的。管理团队需要在精益的目标和承诺上达成一致。我们看到，有些管理层并非真的支持变革，因为他们认为他们的工作安全受到了威胁，或者不喜欢做教练、导师，以及如精益变革所要求的那样尽可能培育、发展他们的员工。精益需要对您管理工作环境的方法，做出巨大的变革。需要预防旧的"批量系统管理"模式的抬头，这是非常难以理解的概念。另外，管理层通常要花很多时间参加会议和实施文案工作，这阻碍了他们到现场去实施作业观察和解决问题。这是文化的变革，需要由高层驱动，并在组织内实施落地、生根发芽。

培训

在开始项目前,给您的管理层充分的精益培训。他们需要先于员工理解精益原则和关键工具。如果您正在启动一个精益实施,这是一个重大的精益项目,您需要选择关键的员工(作为人才继任计划的一部分,您希望发展和重点培养的员工),并让他们全职参与精益项目,将他们原有的职责分配给其他员工。如果参与项目的团队成员仍然需要完成他们的日常工作,他们会变得非常焦虑、紧张和疲惫,即便他们因为加入精益团队而非常兴奋。团队成员需要的是态度积极,而且可以影响他人的,他们受到员工和管理层尊重,将为即将到来的精益变革铺平道路,因为他们懂得流程和熟知员工。关键的供应商也同样需要接受精益培训,如此他们才能看到自己在价值流中的角色,他们的角色也可能发生改变,以便帮助实现您的精益愿景。

因为管理层关注库存和生产的精益变革，X医院让他们的一级供应商、二级供应商、生产厂商、餐食服务设计顾问和一次性供应商派代表参加了为期五天的精益培训研讨会。这真的有助于供应商接受精益变革，通常，他们会拒绝精益变革，例如频繁的交付、包装规格的改变，以及其他的改善。团队中一位来自财务的内部顾问支持数据的收集、分析、责任测量指标，以及财务的投资回报率测量。五天的培训是有趣且引人入胜的，但直到在三明治生产线上亲自实践的、真实的Kaizen证明了单件流优于批量生产，培训的内容才完全被所有人所信服。就在那时，改善团队的灯光亮了，那大概是五天培训的第四天。尽可能确保您有一个生动的现场演示，作为培训的一个重要环节。

计算机技能

熟练运用微软电子表格（EXCEL）的技能，对团队的精益项目成功是非常关键的。选择那些具备微软电子表格

（EXCEL）技能操作的团队成员，或者那些可以快速学到这个技能的员工。IT 方面需要笔记本电脑、投影仪、附加软件，例如微软流程图软件（Visio），此外还需要确保拥有专门的精益项目会议室。对于团队来说，项目开始前，这些需求需要获得高层管理层的批准，并且得到行政上的支持，这非常重要。电子文件的组织和大量的图片可能需要 IT 支持，或者非网盘的存储。不要省去通过照片对改善前后变化的对比。把照片分类整理好，因为照片可放在展示材料或培训材料中。精益团队成员们的位置非常靠近项目区域，有利于沟通，便于快速到达现场，以及通过积极的形象消除恐惧。尽早通过精益试点、小项目或小区域内的 5S 和单件流，证明实施精益的价值。

设施和工程

设施和工程领域快速成为精益改善的关键。在全新的产品加工流被确定后，通常需要很多物理的改变：

● 设备被搬移或被清理。

● 需要改造电路和管路系统，因为设备变了或者追加了新的设备。

● 医疗感染控制风险评估（ICRA），以及该工作区域内所做的工作必须遵循的其他管理法规。

● 通常，医院对一个区域内所提供的电力和管路系统服务是有限的，如果需要增加额外服务，用于建立精益布局和流程的成本有时候会大幅增加。

● 如果工作单元因为设备密集导致热量增加，需要评估和改装空调系统。

● 详细的设备规范、布局图、建筑规范的合规性等，对于成功实施精益都是至关重要的。

改善设施和工程花费的时间比预期的长，因为医疗、设计、成本、投标、合同和分期付款等方面的规定。投资回报率要很高，才能让管理层批准项目资金。要有一个明确的预期，项目初期需要资金，要提前准备好资本建设基金，否则在分析和做出一些推荐的结构的变化之间，项目可能延误。管理层需要很清楚地理解，很难提前估计这些成本。布局和流程，是项目的成果，需要首先确定。这决定了翻修和建筑维修所需的资金。布局和流程需要具有柔性和可移动性，可以快速断开（即插即用），容易打扫，而且可以节省未来精益改善的成本。永远牢记，先创新后投资。

设备

选择适合的餐食服务设备，是非常重要的。标准设备是首选，但可能需要定制的设备，定制设备的成本会增加，而且实施的周期会增加。

X 医院在工作单元内，使用了后端补货、前端零售的冰箱，所有布局都需要定制的铝和不锈钢制品。

　　团队中的某些成员需要善于绘制清晰的图解，图解中要有足够的细节，以便生产厂商能够清晰地理解他们需要如何绘制用于获批的设计图，然后生产制作。另外，无法预知在一个精益项目中需要什么设备。管理层需要明白，需要提供资本基金，当团队确定了布局和流程，成本和投资回报率就变得清晰了。

认可和激励

　　通常，在精益项目开始阶段，会实施重大的改变，这将带来生产力、空间利用率和库存控制的巨大改善，获得财务收益。然后要对取得这个精益成功的管理团队和员工予以祝贺和奖励，播放他们的展示材料，批准投资和改造资金，以及购入新设备。因为员工看到了来之不易的改变如何为组织带来了节约，薪酬激励非常具有激励作用。这些需要客观地与绩效评估联系起来。HR 和财务能够帮助建立一个管理层支持的计划。

扩张计划之痛点："我们没有足够的空间！"

很多部门的管理层和员工经常会说，他们需要更多的空间以接待更多的患者。他们的工作区域通常是拥挤混乱的。如果他们有更多的空间，只会有更多拥挤混乱的地方。传统的总体规划空间标准适用于传统的非精益运营模式。建筑师可能会高估总体规划中预计的患者就诊量所需的空间。

X医院餐食服务总体规划显示，该部门低于现有患者就诊量的平均水平。X医院打算提高30%的患者就诊量，餐食服务总体规划相应需要增加50%的空间，须将现有设施扩张至新的地方，因为现有地方无法容纳扩张的规模。这超出了最初批准的费用。精益团队与顾问一起进行了准确的分析，分析如果我们采用精益单件流需要多大的面积。这个为期六个月的项目确定了不需要挖掘新的地方，另外所需扩张的空间从 50% 降低到 20%，即可满足新的患者就诊量的规划。在现有空间上进行改造的计划，取代了增加新建筑的大规模扩张。这对医院是数百万美元的节省。

经验教训：在餐食服务项目中，成本规避可能是精益活动的一个巨大推动力，通常，精益变革就是这样进入组织的。

当人们认为餐食服务需要扩张的时候，我建议首先做一个精益项目。扩张可能是需要的，但一个精益项目可能会使您减少扩张，纠正充满浪费的布局和流程，较小的改造项目会带来资金的节省。在任何部门，做任何新设计或者扩张规划前，精益项目的方法应该是第一步。

餐食服务设计

虽然在传统的餐食服务设计中，有些设计是高效的，但这并不意味着它是一个精益的设计。很多餐食服务设计者喜欢设计一个大的厨房，空间很大，有很多设备、操作台等。根据我的经验，我拆掉了备餐生产线，有的长达 37 英尺，在洗碗间移走了无数的操作台和定制的传送带，拆掉了墙，从拥挤的储物间移走了货架，甚至更多，这是因为布局、产品加工流、库存和生产流程均发生了变化，移走的东西，在传统的餐食服务设计中都是非常典型的。

X 医院知道他们必须彻底改变他们的扩张设计，以便满足预算和解决空间的限制。精益项目在每个关键部门的区域开展，确定布局和流程。在每个区域开展试点，证明布局是有效的，并对其进行微调。利用这个经验，与设计顾问分享布局，设计顾问将布局图放到 CAD 中。我的经验丰富、值得信赖的餐食服务设计顾问经常在表面上持怀疑态度，而且一开始对此感到不舒服，但很快开始看到试点的改善成果，对精益设计的态度变得更加开放。因为在这个多阶段的精益项目上，设计顾问是与我们一起的，他们认为他们自己了解了精益，但事实上，他们还有很多东西要学。

Y 医院在 2009 年做了一个全新的设计，是由一家知名的餐食服务设计公司做的。我们通过最初的观察发现：

● 有一个入口的位置是错误的，阻碍了供应品从卸货平台到储藏室之间的流动。

● 储藏室里有铺天盖地的货架，供应商的托盘无法穿过它们抵达冷藏室/冷库，同时没有道路危险防护。

- 有一个很长的定制的不锈钢操作台，洗碗槽位于四门冷藏室入口对面，使手推车难以进出主要冷藏室和穿过走廊。

- 那些定制的不锈钢操作台，换成标准的可移动操作台会更加有效。

- 太多的烹饪设备、超大的蒸汽锅、地面搅拌机为有245个床位的医院提供服务（产生过度加工或者批量延误）。

- 在沿着墙壁的重要过道上有很多的货架，需要设计，放到靠近需要那些产品的工作区域内交通流量低的地方。

- 在客房服务烹饪区对面的主走廊上，有一个巨大的三箱电源槽。这有安全隐患和卫生隐患。需要移到洗碗间里边，毗邻使用它的地方。

- 在所有区域内，每英尺的墙面旁都放着定制的不锈钢货架，这是无效的布局。

　　这些发现都是新设计的一部分，为什么呢？因为他们使用的是传统设计公司，他们不具备精益知识，其最终结果是医院成本很高，布局和流程不够高效、有效。

餐食服务的领导

　　部门的领导/主任，虽然不太可能是团队成员，仍然需要与精益团队保持密切的沟通，了解精益项目的进展。经理们需要花费大量的时间和精益团队合作。可能的话，咨询师建议区域的管理层把一部分的时间奉献给团队（50%或者更多）。对于高层领导，这可能不现实；但是，您必须每周来一次，以示鼓励和支持，证明其对于组织战略的重要性。领导需要听取精益顾问的见解，帮助将各个部分整合在一起，这样就可以在工具和人员之间实现很好的平衡。需要管理外部和内部顾问的日程。如果您不与他们保持联系，您可能被排除在圈子外，然后需要在事后处理本可以提前处理的各种情况，例如过于激进的投资回报率，领导需要理解数据收集的方法和结果。

　　经验教训：资深领导能够质疑和纠正假设、数据源，平衡过激的投资回报率目标和变革的速度之间的压力，是非常关键的。这无法授权给低一层级的管理层，他们可能不具备全面的财务和工时跟踪的知识、经验，从而验证了尽力理解相关团队（财务、人事）流程的重要性。

通过精益学习

很多时候，决定开始精益改善活动及其范围是因为需要降低全职人力工时（FTE），或者可能是为了规避投资项目。这有时会产生误导，因为全职人力工时（FTE）人数或已知区域可缩小的建筑面积，可能不是问题的"根本原因"。当团队学会如何通过数据和事实分析流程，项目范围需要被监控，也可能被修改。

经验教训：一个再加热系统的制冷生产——如果不将可支持单元线的制冷生产，进行精益改善，备餐线精益改善成快速生产工作单元可能达不到理想的效果。我们的说法是，"您必须能够喂饱野兽"。

　　在 X 医院被批准的项目清单中的精益项目不包括制冷生产，因为在这个区域内，只有很少的全职人力工时。此时把重点放在提高全职人员的生产力上，而不是从餐食配制到制冷生产的"拉动"需求上。

变革管理

决定全新的布局和流程很容易。真正难的部分是流程变革中的人的管理。文化会吃掉每日早餐的战略。因为资深管理层和财务负责人对良好的投资回报率带来的潜在结果感到兴奋，如果没有充分地推动变革，变革的速度就无法如其希望达成的投资回报率收益那样快。达成投资回报率结果和变革的速度之间有冲突，部门的员工文化可以有效处理这个冲突。管理层平衡二者的口头承诺必须得到支持，而且有可实现的时间框架。很重要的是，区域管理层要确保高层领导及时了解变更管理的问题，并安排与员工沟通，与员工沟通"精益变革对我有什么好处"。

并非所有员工都必须支持精益变革；但是，要尽早识别有影响的员工（或者非正式的领导者），教育和支持他们。大多数员工会跟随非正式/正式的领导者，好的沟通可以防止他们陷入主动脱离的状态。在努力与员工合作的过程中，也可能会有一小部分员工主动制造不满，破坏精益变革。很遗憾，当变革开始后，这一小部分员工无法克服他们的恐惧因素，会自动离开。可能会有一小部分员工留下来，但他们希望自己已经离开了，这带来了一些问题，需要管理方面的纪律来予以约束和解决。与人力资源部门就员工健康保持好的沟通，有助于确保，在不具有精益竞争能力的反对者，或员工被停职、解雇前，已经采取了尽职调查和管理措施。

高级管理者支持的精益改善活动，其中包含了对将要发生的文化变革的理解以及积极规划，将会增加您精益落地成功的可能性。

第二章

药 房

医院药房——我们的发现

　　医院的药房包括接收医嘱、配药和分发。接收医嘱包括接收医嘱和配药。通常，很多药剂师将紧急医嘱和常规医嘱分开处理。收到医嘱的时候，药剂师必须复审（再次确认）医生的医嘱，以确保医嘱是完整的，符合剂量范围的，而且无药物间相互作用或者过敏。医嘱通常是纸质的，每次一批，没有 FIFO（先进先出），也不会在电脑上排队复审。复审后，医嘱通常继续排队，等待配药。接下来重新取医嘱、配药，通过管道系统、推车或由护士送到楼层。推车通常在晚上批量运输药物，用于晨间查房。一些医院用机器人改善"拣选"或者配药的操作。

　　传统的药房是个库房，里边存着昂贵的药品。一些药房也是采用高峰解决方案，类似一个装配类型的任务。当有药品到货的时候，检查并将其贮存在架子的指定位置上，或者存放在一个自动的位置。如果没有机器人，通常在收货过程中，药房会关闭。

　　X医院做了一个药房流程的价值流图，很多参与到这个精益团队中的护士对于药房的服务都不是很满意，这使得护士和药房之间的关系有点紧张。我们发现，不满意的感觉是相互的。护士经常抱怨药房对常规医嘱和紧急医嘱的响应都十分迟缓、非常糟糕。这导致返工，需要订两三次药，护士们还要从病房打很多次电话，查询患者药物的配送进度。而药房坚称正在响应这些请求。

　　我们解释，问题并非是人，而是流程，出现的这些责备可能隐藏了问题的根本原因。我们做了一个关于常规医嘱配药的产品加工流，用以分析当前药房流程。团队中的部分成员被派驻在药房，另一部分成员被派驻在护理楼层。团队成员记录了护士在电脑里将医嘱录入电脑。药房收到并处理这个常规医嘱的订单。他们将药品放到管道系统中，输入住院部楼层号码，把管子送走。15 分钟过去以后，护士团队仍然没有收到这个管子。在病房的团队的成员打电话给药房询问药品是否已经配送，药房的团队向我们保证药品已经发过去了。病房的团队又订了一次药，药房又发了一次药品。又过了 15 分钟后，病房的团队仍然没有收到药。团队接着追踪管子。45 分钟以后，我们发现管子在另一层的维修部门！原来在送管子到正确位置的时候，这个管道系统不可靠、发生了故障，维修人员正忙着修理管道系统。管道系统修好后，问题解决了。

　　接下来我们分析了紧急药物医嘱订单的处理流程，结果是不同的问题。操作员的分析显示，护士需要在订单贴上紧急医嘱的标签，然后传真到药房。在药房，条形码扫描枪会读出紧急医嘱的标识并将需求记录在系统里。病房的团队和我们的精益团队一起发紧急医嘱到药房，发现紧急医嘱订单在系统里并未登记为紧急医嘱。调查中（在现场）发现，紧急医嘱的标识位置贴得不对。据发现，如果紧急医嘱标识哪怕只有八分之一英寸的偏倚，扫描枪都无法正确识别。显然，六个月以前，已经在备忘录里和住院部各楼层护士沟通过了，但当有新护士的时候，没人告诉他们贴紧急医嘱标签的精度要求。我们的临时对策是重新培训护士，而且药房需要在录入新系统的时候，再次确认所有紧急医嘱。长期的解决方案是改变流程，使得贴紧急医嘱标签，不需要如此严格位置的精度要求。

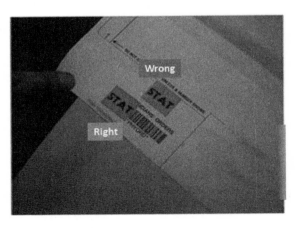

图 2.1　药房临时医嘱标签

临时医嘱标签必须贴在不偏离正确位置 1/8 英寸处，条码扫描枪才能读出来

我们遵循的精益步骤和使用的精益工具

首先，识别临床区域需要解决的问题，获得基线测量指标，绘制价值流图（VSM），以识别机会，并对项目进行优先级排序。下一步是建立几个产品加工流。通常，紧急医嘱和常规医嘱都是产品加工流，取决于其交付方式的不同，或者是否采用的机器人。对职员（操作者）执行任务的过程进行视频，并与员工（操作者）、主任一起分析，识别可以消除、重排、简化和合并的动作。

我们通常会发现

通过我们的分析工具，我们通常发现，不同医院问题不同，但很多药房会有如下一个或多个问题：

- 紧急医嘱交付的周期问题

- 常规医嘱交付的周期问题

- 早晨或者夜间送药的问题

- 大量的批处理，没有执行单件流

- 糟糕的位置标识，返工

- 很多库存

- 缓慢，有时候错误的静脉注射（IV）流程

- 等待批准的医嘱很多，没有按照 FIFO（先进先出）处理

- 测量指标很少，测量指标没有张贴，目标没有沟通

- 缺乏或者没有可视化控制，员工们似乎总是很忙

- 糟糕的布局，坐着处理医嘱，员工们是被分隔开的（例如：处理医嘱的员工和拣选药品的员工等）

- 药房内的配药流程是混乱的

- 没有 5S——抽屉和橱柜上都有门，而且里面装满了物品

- 大量的在制品（WIP）

配药机器人的问题

　　采用配药机器人是为了提高拣选流程的速度，使其更加高效。但更为重要的是，纠正人工拣药的错误。然而，机器人工作的周期时间和人们在笼子里给机器人补充药品的准确性是一样出色的。补充药品机器人需要一个长的流程——药物必须使用特殊的袋子或容器包装，以便机器人可以发现并拣选出来。有时候，机器人无法达到所需的周期时间而滞后，员工必须最后手动拣选药品。通常，在购买前，并没有研究机器人的周期时间、能力或者补料的时间。机器人需要维护保养（每日、每周、每月等），因为可能发生故障而停机。这就需要昂贵的机器人人工维修费。

　　对药房来说，精益的目标有不同的层级。第一级是改善现有的流程。第二级是找到药房与医院其他系统的相互作用。药房价值流图（VSM）的关键是退一步看大局。

第一级

第一级是在药房内引入流程改善（图2.2），包括处理医嘱、拣选流程，库存流程和静脉注射（IV）流程等。我们建议在适用的地方实施双箱系统和看板，并且根据医嘱找到最常用的80％的药品，使库存与其保持一致，简化流程。建议您与供应商一起工作，改善药品包装和容器，使补充库存的周期时间变得更短。为每个零件做计划并实施，有助于您降低库存水平，节省空间。药房需要根据装药的托盘和小车重新布局，配药的流程需要根据其放到托盘或车上的顺序安排。

静脉注射（IV）的配制需要与每日需求、节拍时间一致，以便根据需要调整贮存空间的大小。建立看板驱动补货，减少过期药物。

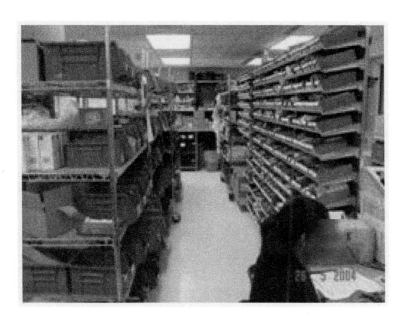

图 2.2　药房布局基础

　　定期评估补货的 Pyxis 设备，应该考虑与住院部楼层技术员做工作分享或交叉培训，他们在第三个班次的时候有空闲时间。很多时候，住院部楼层技术员可以接受培训，并且通过药房签署的备货流程的认证。

典型结果

库存降低，空间被腾出来，错误降低。过量、报废和过期的物料几乎被消除。通过单件流，减少了排队等待。本质上，过去的紧急医嘱流程变成了常用医嘱流程，所以订单不需要区分是否是紧急医嘱。订单按照先进先出方式处理。

经验教训：精益的目标是使设计的流程对每例医嘱都是紧急医嘱。

建议的药房布局

　　这是 X 医院一位药房主任给我的布局图（图 2.3）。这个布局是由一家领先的建筑公司设计的。药房主任非常喜欢，觉得这个布局非常的出色。您从这个布局中看到什么

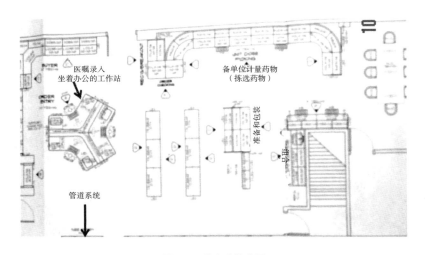

图 2.3　药房建筑布局

问题了吗？在阅读下边的内容前，尝试回答一下这个问题。

下边是我的回答。

让我们从医嘱输入开始（接收区域）。首先，这是一个孤岛，而且员工是坐着工作的。有多少员工会从椅子上站起来互相帮助呢？部门里其他员工有多大的可能性来支持医嘱的录入呢？这将导致雇来输入医嘱的员工只输入医嘱。当输入医嘱的员工很多的时候，他们会空闲，因为他们不会帮助其他员工。当这里员工不够的时候，医嘱会滞留。在图2.3中，请注意接收医嘱与管道系统的距离。这个距离使得每位录入员工都不得不走到管道系统。所以会发生什么呢？他们会倾向于每次取一批管子，拿回到他们的桌子上做医嘱的接收，因为每次都需要走很远的距离。这会导致后边各道工序也采用批量处理。所有这些都使部门需要额外的人工工时。

医嘱被录入后，就需要拣选药品。注意单位剂量拣选与接收工作站的距离有多远。再说一次，这样的走动距离会导致批量处理。因为单位剂量拣选的流动是从左到右，医嘱拣选将在哪里结束呢？在右边，靠近新会议室。注意它与管道系统的距离，每次医嘱拣选都必须走动。再说一次，医嘱数量乘以距离，需要很多的人工工时。

准备区、包装区和组合区充满了背靠背的孤岛。再说一遍，缺乏柔性工作分担会需要额外的人工工时并导致批量处理。再说一遍，他们都离管道系统很远。

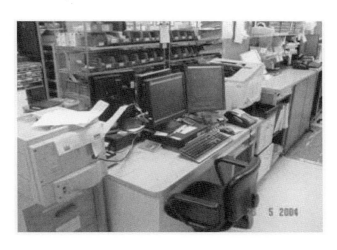

图2.4　药房员工坐着录入医嘱

建议

建一个站立的医嘱录入区域，输送给每个并行的单位计量拣选线（图2.5）。如果管道系统不能被移动，那么建立U型单元线，U型线的开始和结束都靠近管道系统。如果管道系统可以被移动，最好是与U型线集中放在一起，管道放到两边。我们现在对所有医嘱录入员工做交叉培训，这是标准作业的一部分。这个布局图（图2.5）是概念图，需要大量的详细工作，但是想法是这样的。我们需要建立这样的布局，这样我们才能具备柔性工作分担、确保小的移动距离和最少的人工工时。

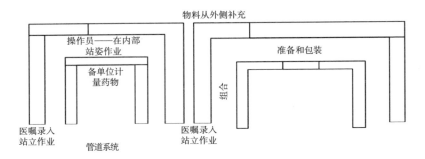

图2.5　药房精益概念布局

第二级

在精益中，我们的目标是降低库存和消灭贮存空间，如果可能，尽可能采用"使用点"或者"楼层点"，将药品放到病房里。很多医院已经安装了 Pyxis 设备，将药品放在集中的或者多个集中的位置。对于无法放在"使用点"的库存，您应该致力于简化"医嘱到交付的流程"。这些应被视为临时的解决办法。理想的状态是患者的病房里备齐所有常规药物，甚至麻醉药。他们被放到一个锁好的柜子中，配有一把密码锁。如果无法实现，下一步是每层或者每两层有一个药房。这会带来更多的物料处理，但有时候，可以不再需要管道系统和 Pyxis 系统。我们的目标是让药房通过供应链补货，药品在发放给患者之前，是供应商所有的。

精益结果：药房

　　服务于 341 张床位的医院，每日为 1300 例医嘱配药，雇用了 30 位全职员工（其中包括 9 位药剂师、16 位技术员、1 位秘书）。目标是：

- 缓解狭窄工作区域的拥挤
- 减少 Pyxis 设备缺货的频率
- 减少未使用过的药物的补货

精益团队识别出浪费的根本原因，包括本质上效率很低的布局、缺乏来自医院住院部各楼层的最新信息、糟糕的库存管理。团队设计了一个更高效的布局，清理了无用的库存，增加了医嘱处理和 Pyxis 补充的频次。通过实施这

些精益方案:

- Pyxis 缺货数量减少了 81%

- 返回的计量下降了 10%

- 减少了药房常备库存

- 药房员工的工作负荷保持稳定,尽管在不增加员工
的情况下增了一个专门的客户服务岗位

　　药房由服务和生产两部分构成。在整个价值流上,运
用精益的理念和工具,为药房内部操作和其服务的临床区
域,带来了巨大的收益。

第三章

放射科

传统流程

传统放射科的检查范围包括：

- 门诊患者

- 住院患者

- 急诊部患者接受 X 射线检查

- 对急诊部患者进行 X 射线检查

从放射科的角度来看，必须对患者进行预约、挂号、验证保险、创建文件、更新计算机系统，以及实施 X 射线、其他诊断检查。门诊患者由全科医生或者专科医生转诊到门诊放射科、医院内的放射科。有些放射科检查需要通过电话进行预认证。X 射线检查，无论是胶片还是数码

（PACS），如果放射科医生没有空，医生会对 X 射线检查进行初步评估，并最终由放射科医生阅读和决定检查结果。

一般流程如下：

- 预约（提前或者现场）

- 如果提前做放射科检查，在到达前确保保险责任范围

- 患者到达放射科

- 放射科前台挂号，并且出示医嘱，除非医嘱已通过传真或者通过其他方式发送

- 等待

- 可收取保险证明、分摊费用和完成挂号手续

- 等待

- 被叫回来换上放射科检查用长袍

- 进行放射科检查

- 脱掉放射科检查用长袍

● 与医生核对放射科检查结果

住院患者和急诊患者遵循相似的 X 射线检查流程。医生开据 X 射线检查医嘱，或者急诊部医生的初步医疗方案推动生成 X 射线检查医嘱。然后，住院部或者急诊部呼叫运输部（集中式管理）来接患者。在运输员工出现之前，患者一直处于等待中，或者，在某些情况下，护士可能根据患者的需要，将患者送到放射科。注意：所有这些延误，会增加总体住院时间。

当患者到达放射科，他或者她需要挂号。然后患者等待 X 射线检查。当 X 射线检查完成并核实无误，呼叫运输部将患者送回急诊部、病房。患者再一次花费大部分时间用于等待。

故事：查理·普罗兹曼的个人日记

在一次体检中，医生告诉查理需要做 X 射线检查。他们告诉查理，保险公司接受哪种检查设备，而且这是该部门最好的设备之一。查理决定把这次访问记录下来：

　　我看了看手表，发现我已经落后了，但是我知道我仍然可以预约检查时间（当我打电话时，我被告知我必须准时，否则他们会重新安排我的检查时间！）。我准时冲到门口。我走到柜台前，站着等医护员工前来招呼我。桌子后面的几个人抬头看着我，但没人说一句话，所以我环顾四周，看到了签到表。我签到之后，走回距离大约6英尺的等候区，坐下来。我等了5.6分钟，直到前台叫我挂号。我提交了保险信息、支付了分摊费用。然后我被告知坐下来，等着后面的人叫我。当后面的人叫我之时，刚好22.1分钟过去了。我被护送到一个小更衣室，在那里我被要求脱掉衣服，穿上一件长袍。然后我在这个小更衣室里又等待了12.6分钟，没有杂志，也没事可做，只是看看墙壁和听听看我能听到什么。然后我被叫回X射线室。我走了出去，起初我不知道该走哪条路，当我被带到另一个小房间时，又等待了8.8分钟，当前的患者已经结束X射线检查了。最后，我被叫回来，X射线技术员把我带到X射线室。X射线技术员或放射科医生给我定位，并且拍摄了X射线片。然后在确认X射线检查合格之前，我被要求等候10.3分钟。然后我被送回更衣室，更换衣服，用时2.3分钟。我最后去前台结账用时1.2分钟。检查流程总时间：62.9分钟，增值时间等于零，或者有人可能争辩，增值时间包含拍摄X射线片的数秒，以及当我从医生那里听到检查结果时的几分钟。

尽管医院放射科检查系统由于某些原因似乎更加复杂，诊所和医院的放射科检查流程是相似的。我们先看看诊所的放射科检查流程。

医疗保险可携性和责任法与精益

患者如约赶到门诊放射诊所，前往挂号前台。门诊放射诊所通知患者在依据《医疗保险可携性和责任法》的挂号单上签名。患者拿起挂号单，签署了自己的名字，然后看其他患者的名字。他们略带讽刺地想："幸好挂号单被盖上了。"

　　我们在门诊放射诊所看到过一些标识，上面写着"出于患者隐私的考虑，在这里等候"，但整个大厅都能够听到人们所说的话。

　　下面是查理·普罗兹曼的日记中记录的另一个实例：

　　我需要去一家诊所做客户要求的药物检查。由于我第二天要乘飞机外出，所以需要诊所立即出具药检报告。诊所态度亲切地安排了我的预约；然而，我遇到了一个问题，因为我的客户要求进行药物检查是不够的——我必须让我的医生开具医嘱，我才能做这个药物检查。当我站在排队人群的后面等着给我抽血的时候，护士向她的主管询问了如何解决这个问题，所以我的抽血被搁置了。我被告知回到候诊室，在那里我试图联系客户，让他们与我的医生和诊所取得联系。当我用手机找到我的客户（他正在为药物检查付费）时，我回到前台护士那里，告诉她我的医生的名字和电话联系方式。与此同时，一位女士走了进来，站在我旁边办理挂号手续。护士把电话递给我，说他们现在有了药物检查需要的器材和物料。坐在我旁边的女士告诉我，"诊所侵犯了我关于医疗保险可携性和责任法的权益"。我告诉她，这些人只是在当天晚些时候，在没有得到任何提前通知的情况下，帮助我做药物检查，因为她现在知道我正在做药物检查，这对我来说并不重要。

经验教训：《医疗保险可携性和责任法》，成为整个医院环境的一个托辞，以证明存在的繁文缛节和官僚作风是合理的，而不是纠正这些陋习。原因是每个人对《医疗保险可携性和责任法》都有不同的理解。对于如何实施才能符合《医疗保险可携性和责任法》或者美国各州的规定，人们有各种各样的看法。实施流程往往基于人们认为应该做什么的信念，这导致了过度实施的浪费。我们需要审查我们如何实施关于《医疗保险可携性和责任法》的符合性流程，以确保增值活动，避免增加不必要的浪费。

我们在放射科中发现了什么呢？

不管测量起点在哪里，从患者的角度来看，大部分时间（约90%）都是花费在等待方面。我们在许多医院的放射科观察到，针对门诊患者和住院患者的看待、处置并非一视同仁，其采用不同优先顺序，除非是紧急情况下，门诊患者往往被安排在优先顺序。我们观察到，如果让门诊患者等待，他们的抱怨声音会更大，而住院患者通常不知道自己预约的放射科检查时间，可能没有一个参照系来测量他们的等待时间，或者他们可能是因为病情严重而无力抱怨。由此，住院患者通常等待许久时间，他们的住院期间费用更多花费在医用材料和耗材用品上。在某些情况下，等待时间意味着他们错过住院医生查房，这会使他们的住院推迟一天。

区别安排住院患者和门诊患者放射科检查的优先顺序，为许多医院提供了一个重要的收入来源机会。通常，门诊患者的放射科检查，被安排在上午和下午，在下午稍晚些时候，在完成门诊患者的放射科检查后，住院患者才会被迅速安排做放射科检查。为什么会如此安排呢？因为放射科是根据各部门带来的收入判断的。门诊患者会直接支付给放射科；住院患者不会给放射科增加收入。来自于住院患者的收入通常低于其他患者向医院支付的费用，因此住院患者获得的优先顺序最低。

当然，这是完全不符合逻辑的，因为住院期间的费用非常昂贵，而且延误 X 射线检查或者 CT/MRI 检查很容易增加一天的住院时间。着眼于全局，敦促放射科重新安排放射科检查的优先顺序，才是一个简单和彻底的解决方案。

此外，医院需要认识到一个事实，当患者进入医院停车场的时候，他或她的就诊体验就已经开始了。

X 医院的放射科一直致力于消除与等待时间、放射科检查时间相关的内部流程浪费，但尽管他们付出了努力，他们的客户满意度仍然低于平均水平。他们决定重新绘制放射科的价值流，此次绘制价值流的起点，始于放射科检查的时间安排，而不是始于患者签到，并针对价值流的每一个步骤，询问五次"为什么"。他们发现，在医院内，患者不仅很难找到停车位，而且很难找到放射科检查区域的所在位置，患者到达放射科之前，已经对放射科产生了不满意的初步印象。当患者不得不向停车场管理员缴纳费用时，又增加了对他们的伤害。

经验教训：需要建立更加宽阔的认识格局，客户不是把医院体验看作一块一块的局部。患者的体验从进入医院或者第一次接触就已经开始。具体可能是从患者预约或者开车进入停车场开始。客户价值流、价值认同和满意度并不仅局限于临床或者非临床领域所提供的医疗服务。我们必须审视完整的价值流，并且询问五次为什么，才能找到流程中的浪费和问题的根本原因。

我们使用的工具

　　我们从基线测量开始，查看放射科的需求数量和可用时间，并计算客户节拍时间（Takt）。然后我们查看患者放射科检查的周期时间和患者之间的放射科检查换型时间。此外，我们还查看了 X 射线和便携式 X 射线流程的周期时间。接下来，我们绘制放射科检查流程的价值流图（VSM）。

价值流图——门诊、住院者、急诊部患者的 X 射线流程

　　在 VSM 数据显示中，我们通常发现，在 X 射线流程中，患者花费的大部分时间是停滞或者等待（图 3.1）。在信息流中，通常，从要求拍摄 X 射线到显示 X 射线照片的

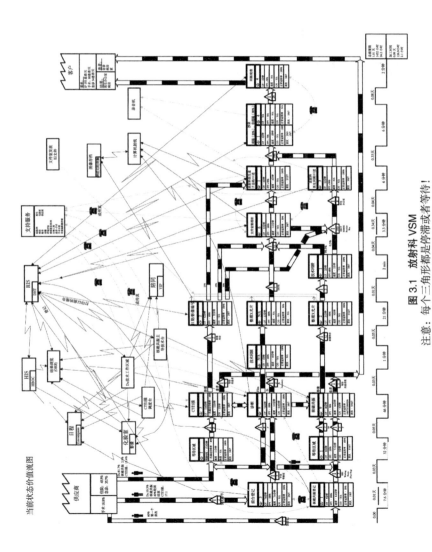

图 3.1 放射科 VSM

注意：每个三角形都是停滞或者等待！

步骤之间花费很长的时间，然后从获取 X 射线照片到读取 X 射线照片的步骤之间，又发生了一次延误。所有这些延误都会导致急诊部或者住院部的患者整体住院时间的延长。

产品加工流

流程活动的哪一部分对患者而言是增值的呢？由于 X 射线是一种诊断工具，从技术上讲，X 射线检查一点也不增值。X 射线确实是一种检查。我们正在试图弄清楚是否出了问题，如果出了问题，是哪里出了问题。所以，从患者的角度来看，X 射线检查流程并没有被认为是增值的。我们没有对患者实施身体上的改变，X 射线也未必第一次就做正确，有时患者根本不需要做 X 射线检查。

X 射线检查结果被读取后，就不再有任何价值了，除非在医生指出或者告知患者 X 射线检查结果后，医生将其转化为诊断和治疗方案。如果我们遵循 X 射线流程而不是患者，那么 X 射线流程本身是增值的。

X 射线检查流程中，产品是被追踪的患者。我们也追踪信息流，这是 X 射线对检查结果的要求。放射科技术员、放射科医师和任何支持人员，在患者进行 X 射线检查时，以及布置下一例患者 X 射线检查的换型时，我们都拍摄了视频，因为他们对放射科检查时间、放射科检查能力和营业收入都有重要贡献。

操作员全面工作分析

我们发现放射科技术员在大部分时间都很忙，但他们是否在做增值活动呢？如果我们观察 X 射线过程本身，它们大部分时间是非增值的。有人可能会争论说，仅追踪 X 射线流程，只有拍摄 X 射线才是真正增值的。将患者加载到设备上或者将患者放置定位在设备上，并不会增加价值，但是必要的。

标准作业

我们再次拍摄 X 射线检查技术员的作业视频，理解他们的工作流程，并且进行操作者全面作业分析。与技术员一起评审作业视频，记录 X 射线检查的现状作业步骤，讨论流程步骤中的改善机会。接下来，操作者全面作业分析将提供我们合计作业时间——总工时（TLT），我们用它计算人员配置。然后我们制作 X 射线检查的标准作业。创建和部署（培训）标准作业并将其发布到该 X 射线检查区域，这是非常重要的固化标准的过程。

X 射线检查换型时间和计算

通常，改善 X 射线检查换型时间是 X 射线检查区域最大的精益改善机会。缩短患者之间的 X 射线检查换型时间，我们能够立即看到 X 射线检查能力的提升。如果我们有足够的检查需求，缩短 X 射线检查换型时间，并修改 X 射线检查时间安排模型，我们可以显著增加患者就诊、固定资产利用率和营业收入。

再一次，所有公式串起来，然后起到作用。下面是放射科和急诊部之间关系的一个例子：

- 住院患者和门诊患者（含急诊部）的日均放射科的需求＝204 例患者
- 门诊患者需求＝54 例患者
- 住院患者和急诊部需求＝150 例患者

急诊部和住院患者相关的 X 射线检查时间为 24 小时（1440 分钟）

门诊患者一般只在上午 8 点开始至下午 5 点之间进行检查；因此，可用时间为 9 小时或 540 分钟

所有患者的 X 射线检查时间，平均每例患者为 25 分；X 射线检查换型时间＝每例患者 10 分钟

每例患者 X 射线检查时间（TLT）＝ 25 分钟

我们将计算我们的 Takt 时间如下：

● 急诊部和住院部的客户节拍时间 Takt

1440 分钟（时间）÷150 例（客户需求）= 9.6 分钟

● 从早上 8 点到下午 5 点的门诊部客户需要的节拍时间 Takt

540 分钟（时间）÷54 例（客户需求）= 10 分钟

● 总客户节拍时间 Takt

1440 分钟/天÷204 患者/天=7.059 分钟

计算门诊部患者需要 X 射线检查室的数量，采用以下计算：

● X 射线检查时间除以客户节拍时间 Takt：25 分钟÷

10分钟或者2.5间检查室

急诊部和住院部患者：

●X射线检查时间除以客户节拍时间 Takt：25 分钟÷9.6 分钟 ＝ 2.6 间检查室

住院部、急诊部、门诊部检查室总数：

在上午8：00至下午5：00期间，合计2.6 ＋ 2.5 ＝ 5.1 间检查室或者取整6间检查室

一间检查室的哪一部分是空闲的呢？

回答：6-5.1＝ 0.9间检查室

如果上午 8 点到下午 5 点之间，只有 5 间检查室，会发生患者等待 X 射线检查。为了不出现瓶颈，我们需要具备以下条件：

一间检查室的十分之一用于门诊部或者住院患者

我们通常发现，通过分析，可以消除 X 射线检查换型的浪费。如果我们缩短 1 分钟的换型时间，我们需要多少间检查室呢？

● 检查时间除以客户节拍时间 Takt＝检查室需求数量

急诊部和住院部检查时间 ＝ 15 分钟检查时间＋

9 分钟换型时间 ＝ 24 分钟

急诊部和住院部的客户节拍时间 Takt＝9.6 分钟

急诊部和住院部检查室需求数量＝24 分钟/9.6 分钟

＝2.59 间检查室

● X 射线检查时间除以客户节拍时间 Takt＝检查室需求数量

门诊部检查时间＝15 分钟检查＋9 分钟换型＝24 分钟

门诊客户节拍时间 Takt＝10 分钟

门诊部检查室需求数量＝24 分钟/10 ＝ 2.4 间检查室

减少换型 1 分钟所需 X 射线检查室总数：

● 2.4 个房间＋2.59 个房间＝4.99 间检查室

本例中另一种审视检查换型的方法是，换型时间是全部检查流程时间的 40%（10 分钟/25 分钟）。意味着每拍摄 2.5 例 X 射线，我们就会失去拍摄 1 例完整 X 射线，用于检查换型或者检查设置。如果我们能把检查换型时间从 10 分钟降到 5 分钟呢？

如果检查时间是 15 分钟，这意味着每拍摄 4 例患者的 X 射线（20÷5＝4），我们的工作能力提升，能够拍摄额外

1 例患者的 X 射线。如果一天 X 射线患者需求是 54 例，意味着我们可以接活 67.5 例患者检查或增加 X 射线 13.5 张

$$54 \text{ 例} \times 25 \text{ 分钟} = 1350 \text{ 分钟}$$

$$1350 \text{ 分钟} \div 20 \text{ 分钟} = 67.5 \text{ 例患者检查}$$

$$67.5 \text{ 例} - 54 \text{ 例} = 13.5 \text{ 例患者检查}$$

创造效益——提高检查能力

如果我们可以增加每天拍摄 13.5 例额外 X 射线检查的可能性，那么我们可以保守地量化回填的潜在收入，如下所示：

假设：每月周一至周五开放 X 射线检查 20.5 天，

门诊部每天 13.5 例患者 X 射线检查

每月放射科额外检查数量 = 13.5 例/天×20.5 天/月 = 277 例

每年放射科检查数量=277×12=3324 次

如果每项检查的净收益为 35 美元，那么每年可额外收益 116340 美元（考虑潜在收益，如果应用于 MRI 或 CT，潜在收益要高更多）。

如前所述，住院时间作为一项财务收益，十分重要。如果改善住院患者的检查换型时间，可能对住院日时间产生显著影响，但在财务上难以定性。

经验教训:

"X" 医院实施一个精益西格玛项目，在这个项目中，他们能够展示缩短放射科检查时间的改善，以及每天检查额外 3 例患者的能力。然而，没有达成收益，因为"回填"释放 $20 \div 5 = 4$ 的改善计划从来都未落地实施。参与市场调研，制定计划，在项目早期提升检查产能，是认识效益和投资回报的关键。

可以看到换型时间对所需要的检查室数量和对释放被

贮存的检查能力的影响。相同的改善理论也适用于缩短放射科检查时间。如果放射科检查时间缩短 5 分钟，我们得到的收益与减少 5 分钟换型时间是相同的。

我们如何改善换型时间？

与缩短生产换产时间相同，我们对它进行拍摄。通常情况下，我们观看放射科检查视频时，发现 20~30 个缩短换型时间的改善提案。我们的目标是将内部时间转换为外部时间，我们能够缩短内部时间（当检查室没有患者的时间）50%或更多。

通过将内部工作转换到外部工作、标准作业、5S 整合到一起来实现缩短换型时间，当区域被清扫干净时，将正确数量的供应物资和"工具"放置在正确的位置上并贴上标签，从而减少寻找的浪费。在急诊部的情况下，我们取消 X 射线检查，推送患者拍摄 X 射线。我们减少了急诊部患者的就诊时间，把释放的时间用于拍摄 X 射线。有时，改善促成全职员工数量的降低。

我们如何计算放射科的人员配置呢?

人员配置公式如下:

●总检查时间 (TLT) 除以客户节拍时间或我们的检查循环时间

例子:

●上述例子中为 1 例患者 X 射线总检查时间 25 分钟

(记住:总检查时间＝患者检查室的检查时间以及患者离开前后所需时间,即设置检查室所需时间)

●公式:25 分钟÷10 分钟＝ 2.5 或 3 人

请注意，在计算总检查时间时，必须增加需要的其他增值工作。但是，如果清理时间是 10 分钟，我们将从可用工作时间中减去清理时间，但请注意我们的人员配置安排。

上面例子中，如果我们需要 2.5 人，我们或许需要一位兼职人员，这种做法通常行不通，所以我们安排了一名全职员工。鉴于我们不需要全职员工一整天的工作，他们没有被充分利用。如此产生了"部分人工"，因为该员工 50%的工作时间是空闲的，或者其他部门分配新工作给这位员工。空闲时间可能限制在一名员工，或者可以分散给三名员工。为了达成人员配置的目的，我们可能还需要一名主管和一名放射科医生。放射科医生的职责是对 X 射线进行解释，并将 X 射线发现/记录输入至医院系统。这项工作正在变得被集中化实施，甚至可能在美国国内远程执行，或者在未来，利用现有的技术（如果监管机构允许）在海外执行。例如，一些放射科团体在西班牙和其他国家购买别墅，放射科医生花一个月的工作假期，阅读夜间扫描照片（那里是白天）。这里不缺少志愿者，医院通过自己的团队得到真正的 7×24 小时工作时间的全覆盖。

其他考虑事项

紧急 X 射线

通常，紧急 X 射线是将 X 射线设备带到医生检查室。我们经常被告知，这些便携式 X 射线的分辨率不够好，但矛盾的是，它们被用于病情最严重的患者们。例如，在真正精益的急诊部，我们会在医生检查室配备便携式 X 射线设备。这对于一个传统急诊部，非常昂贵，但对于具有精益医疗通道的精益急诊部，医生检查室配备便携式 X 射线设备是非常可行的。任何精益流程的目标基本上都是将紧急流程转换为常规流程，如此，每位患者都可以得到紧急 X 射线的检查。

5S

鉴于 5S 适用于所有区域，对放射科而言，5S 非常重要。在我们附近或使用点有一个放置架，放置所有器材物料和我们最经常使用的支持设备仪器，如此帮助加快检查换型时间。

运用精益的好处

　　精益概念和工具已经被运用，并且很容易被运用到放射科住院和门诊场景。降低急诊部和住院部的医疗时间，消除浪费和增加增值活动可能超出放射科所及范围的影响度。此外，减少放射科检查时间和换型时间，能够在更短的时间内完成更多的检查，从而提高放射科检查能力并创造增加收入的潜力。根据需要配置人员和均衡负荷工作有助于减少员工的加班时间和代理时间。

放射科精益改善结果

精益团队识别了许多延误的原因，包括普遍蔓延的批量处理、误用的电梯和对放射科医生的频繁干扰。该放射科进行了数百项改善，根除造成浪费的各种原因，并在推行精益的过程中，取得以下成果：

- 作为有效问题解决的测量指标，来电数量下降了30%，门诊询问量下降了90%

- 住院患者 X 射线和 CT 扫描的平均报告换型时间分别下降了 42% 和 72%

- 急诊部患者看到更大的改善，X 射线和 CT 检查的最终报告均提前 1.5 天完成（分别降低了 72% 和 82%）

- 在不增加人手或者设备的情况下，放射科每天可以安排额外 15~16 例 CT 扫描
- 放射科释放了空间，将其转换为住院医生报告区